告别

高血压

饮食+理疗+中医调养

赵春杰　主编

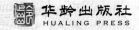

华龄出版社
HUALING PRESS

责任编辑：郑建军

责任印制：李未圻

图书在版编目（CIP）数据

告别高血压 / 赵春杰主编 . -- 北京 ： 华龄出版社，
2019. 12

ISBN 978-7-5169-1604-9

Ⅰ．①告⋯ Ⅱ．①赵⋯ Ⅲ．①高血压－中医治疗法
Ⅳ．① R259.441

中国版本图书馆 CIP 数据核字（2019）第 298218 号

书　　名：告别高血压

作　　者：赵春杰

出 版 人：胡福君

出版发行：华龄出版社

地　　址：北京市东城区安定门外大街甲 57 号　　邮　　编：100011

电　　话：010-58122246　　　　　　　　　　传　　真：010-84049572

网　　址：http://www.hualingpress.com

印　　刷：北京彩虹伟业印刷有限公司

版　　次：2020 年 5 月第 1 版　　　2020 年 5 月第 1 次印刷

开　　本：710×1000　　1/16　　　　　　　　印　　张：14

字　　数：200 千字

定　　价：68.00 元

第一章 认清高血压——才能更好地防止它

认清高血压

学会自测血压，对血压变化了如指掌

高血压预防措施

生命在于运动，调控血压少不了

高血压病患者要做到"八项注意"

高血压治疗要注意的问题

第二章 家常食材——平稳降压效果好

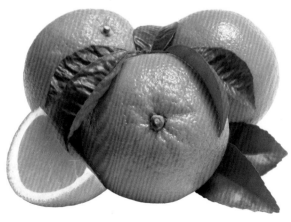

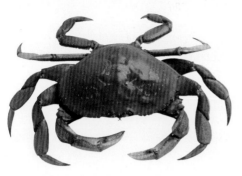

第三章　妙药良方——中医中药降压效果棒

第一节 药食同源，24 种降压中药材

第二节 22 种中药良方

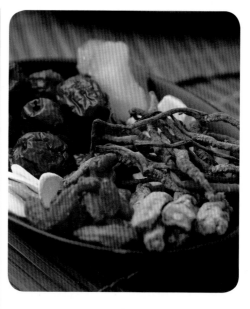

第四章 穴位——人体自带的降压药

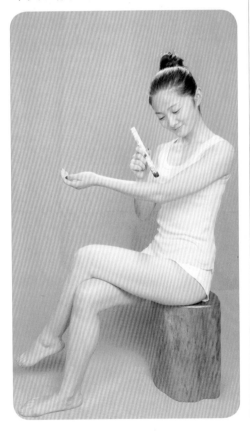

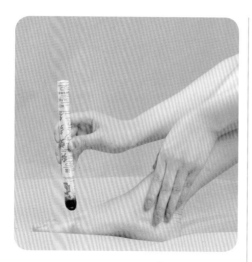

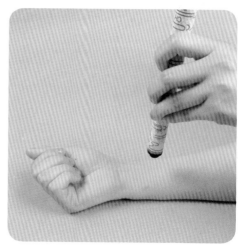

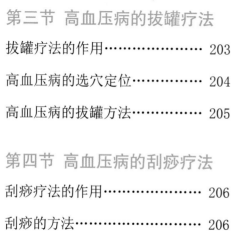

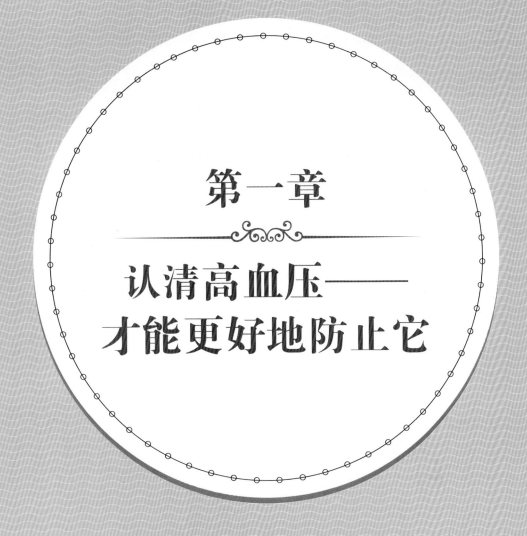

第一章

认清高血压——
才能更好地防止它

认清高血压

血压是什么

血液冲到血管壁所产生的压力，称为血压，就像你打开水龙头，水流到水管壁时产生的压力一样。血压的量度单位是毫米水银柱（mmHg）。

人的血压时时在变，并不会永远保持在相同数字，会受很多体内或环境等因素影响，如睡觉时血压会较低，紧张、生气、运动或在寒冷时压力会较高。

心脏跟几条大血管连结，大约每0.8秒钟心脏会收缩，将里面的血液挤送一次到大血管，接着血液顺流到中、小血管，最后到达组织细胞，随之营养和氧气也跟着到达。当心脏收缩时把血液挤送到血管，此时在血管壁处所产生及测得的压力，称为"收缩压"。当心脏挤送完后，在不收缩的情况下（即放松时），此时在血管壁处所原有及测得的压力，称为"舒张压"。因为收缩压是血管被冲挤时测得的压力，所以压力数值会比舒张压高。通常血压是指体循环的动脉血压。

什么是高血压

高血压是指未服用降压药且在休息情况下，测得的舒张压大于90mmHg或者收缩压大于140mmHg。要在不同的时间测量血压两次以上，结果数值都过高，才表示可能有高血压。偶然的一两次血压升高，可能是基于某些因素，并不能代表有高血压，除非数值非常非常高，或已经有高血压后遗症产生，如心绞痛等。

随着血压数值的不同，世界卫生组织定出不同等级的高血压状况，下表供大家参考。当同一位患者之收缩压及舒张压分别落在不同分类时，应采用较高之类别。

血压分类	收缩压	舒张压
理想血压	< 120mmHg	< 80mmHg
正常血压	< 130mmHg	< 85mmHg
正常偏高型血压	130 ~ 139mmHg	85 ~ 89mmHg
高血压		
第一级（轻度）	140 ~ 159mmHg	90 ~ 99mmHg
第二级（中度）	160 ~ 179mmHg	100 ~ 109mmHg
第三级（重度）	≥ 180mmHg	≥ 110mmHg

◥ 高血压有继发性、原发性和老年性三种，分述如下：

1. 继发性高血压：高血压患者中有 5% 是属此，多为其他疾病引发，如慢性肾脏病、甲状腺功能亢进等，因此只要找出原因加以正确治疗，血压就可能会恢复正常。

2. 原发性高血压：又称为本态性高血压，高血压患者中有 95% 是属此，没有明显病因，可能与遗传或体质、生活压力、食物有关，多在中年以后发病。需要长期持续服药来控制血压，但无法达到根治。

3. 老年性高血压：老年人因为人体自然老化，血管壁会变得越来越硬化，接着血管壁弹性逐渐消失，血压接着就升高。需注意是收缩压明显升高，而舒张压仍相对正常。

高血压症状

不同患者的高血压症状各不相同，早期可能无症状或症状不明显，仅仅会在劳累、精神紧张、情绪波动后发生血压升高，并在休息后恢复正常。随着病程延长，血压明显地持续升高，逐渐会出现各种症状。此时被称为缓进型高血压病。

缓进型高血压症状有头晕、头痛、胸闷、注意力不集中、肢体麻木、记忆力减退、夜尿增多、心悸、乏力等。

头痛、头晕是高血压最常见的症状，大部分患者表现为持续性沉闷不适感，经常头晕妨碍思考，降低工作效率，记忆力下降，注意力不集中，尤以近期记忆力减退为甚。长期的高血压会导致脑部供血不足，这是引起头晕的原因之一。有些长期血压高的患者对较高血压已适应，当服降压药将血压降至正常时，也会因脑血管调节的不适应产生头晕。低血压会导致脑供血不足，也会产生头晕。

头痛可表现为持续性钝痛或搏动性胀痛，甚至有时引起呕吐、恶心，多因血压突然升高使头部血管反射性强烈收缩所致，疼痛的部位可在两侧太阳穴或后脑。

由于脑神经功能紊乱，可出现心悸、烦躁、失眠、易激动等高血压症状；全身小动脉痉挛以及肢体肌肉供血不足，可导致肢体麻木，颈背肌肉紧张、酸痛；原来鼻中隔部位血管存在缺陷的患者易发生鼻出血。

出现胸闷心悸意味着高血压患者的心脏受到了高血压的影响，血压长期升高会致使左心室扩张或者心肌肥厚，这都导致心脏的负担加重，进而发生心肌缺血和心律失常，患者就会感到胸闷心悸。

当血压突然升高到一定程度时会出现呕吐、心悸、剧烈头痛、眩晕等症状，甚至会发生神志不清、抽搐。这属于急进型高血压和高血压危重症，多会在短期内发生严重的脑、心、肾等器官的损害和病变，如心梗、中风、肾衰等。因此，一旦出现上述高血压症状，要早检查早治疗。

高血压的危害表现

高血压患者在采取如戒烟、限盐、减重、增加运动等措施和服用3种以上降压药物3个月后，假如仍不能将血压控制在140/90mmHg以下，一般称作难治性（或者顽固性）高血压。难治性高血压的真正危害在于损害心、脑、肾等重要器官。具体表现为以下几方面：

脑血管意外

中风，也叫作脑中风。中风具有发病率高、致残率高、死亡率极高的"三高"特点，是急性脑血管病中最凶猛的一种，严重威胁人类特别是中老年人健康。中风可表现为脑出血、脑血栓形成与脑栓塞。

高血压能加速血管硬化，使血管壁变脆，容易破裂。高血压患者一时激动或者过度兴奋，如愤怒、忽然事故的发生、剧烈运动等，均能令血压急骤升高，脑血管破裂出血。

高血压会引起脑中型动脉粥样硬化，使管腔狭窄，甚至堵塞，脑部小动脉硬化和血栓形成可导致脑腔隙性梗死。常见的临床表现有：忽然昏倒、不省人事、口眼㖞斜、言语不利及半身不遂等。

肾动脉硬化与尿毒症

高血压合并肾功能衰竭约占10%。高血压和肾脏有着密切而复杂的关系，二者可互相影响，造成恶性循环。一方面，高血压引起肾脏损害；另一方面肾脏损害加重血压上升。

高血压可造成肾脏入球小动脉痉挛、硬化、退变，造成肾脏缺血缺氧；持续高血压可造成肾小球囊内压升高，肾小球纤维化、萎缩，最终致肾衰竭、尿毒症。恶性高血压时，肾脏入球小动脉和小叶间动脉发生增殖性内膜炎和纤维样坏死，可迅速发展为肾衰竭。

高血压性心脏病

高血压对心脏的典型危害为左心室肥厚。动脉压持续性升高，造成左室克服阻力的力量过大，增加心脏负担，加上高血压发病过程中的儿茶酚胺、血管紧张素Ⅱ升高等亦可刺激心肌细胞，早期表现为代偿性左心室肥厚，伴随着病况发展心脏继续扩张，最后可能发生心力衰竭和严重心律失常。

冠心病

血压变化会引起心肌供氧量与需要氧量之间的平衡失调。高血压患者血压持续升高，左室后负荷增强，心肌收缩力增多，心肌耗氧量随之增加；与此同时，长时间高血压会引起冠状动脉粥样硬化，冠状动脉血流储备功能下降，心肌供氧减少，可引发心绞痛、心肌梗死等。

◤ 视网膜病变

血压长时间升高可引起血—视网膜屏障破坏、血浆渗漏、血管内有形成分渗出，产生视网膜水肿、出血、缺血或者渗出等病变，严重的可出现视网膜脱离，甚至失明。

因此可见，高血压的危害性很大，而难治性高血压患者血压居高不下，更易引起中风、心肌梗死、肾功能衰竭（严重的会造成尿毒症）等严重后果，降压获益的关键是必须使血压达到目标。

所以，找出难治性高血压"难治"的原因，选择合适的降压方案显得特别重要。

难治性高血压患者常常血压很高、发病过程比较长、心脑肾血管并发症比较多，是引起高血压人群严重并发症与死亡的最不利因素。引起难治性高血压的因素比较多，在临床上，我们要尤其注意分析难治性高血压患者血压控制不理想的原因，进而给予适当的处理。

高血压患者需做哪些检查

◤ 高血压患者通常需要做这些检查：

1. 肾功能评价：包括尿蛋白，血肌与尿素氮，血钾的测定。主要目的是了解高血压是否已影响到肾功能，有助于判断是原发性高血压还是其他原因导致的继发性高血压。血钾低就有继发性高血压的可能。

2. 血糖测定。主要目的是了解患者有没有心脑血管病患的其他不利因素。

3. 检查有没有高钙血症。

4. 血尿酸水平。主要目的是了解有没有高尿酸血症。

5. 血浆胆固醇和三酰甘油（甘油三酯）。

6. 心电图评定。主要目的是能了解高血压对心脏有没有造成影响或者影响的程度。由心电图可以判断出患者心肌肥厚和心肌缺血情况。

7. X线胸片。主要目的是检查心脏的加大及其程度。因长时间的血压上升而增加了心脏的负担，主动脉发生扩大与损伤，左心室压力升高，导致左心室心肌肥厚与心脏增大，在早期这些病状未必出现，所以要拍X线胸片。

学会自测血压，对血压变化了如指掌

人们的保健意识增强，通过监测血压防治高血压的意识增强，如通过常测血压来观察用药效果。但经常去医院测量血压，不仅不方便，而且还是有偿服务，因此自测血压应运而生。

自测血压也称为"家庭血压监测"。经常自测血压可弥补医院监测血压的不足和缺陷。研究证实，自测血压的结果比医院测量的血压结果更能可靠地预测心血管病的发生与发展，有利于提高患者对病情的自我认识和参与防治能力，以达到合理用药，从而更有效地控制血压的效果。

自测血压最好采用水银血压计，也可采用电子血压计。现在的电子血压计各式各样，手表式、指环式血压计所测手腕和手指部位血压，与水银血压计所测血压不容易比较，自测血压的部位目前仍主张在上臂肱动脉处测量，唯有上臂血压较宜对比。一般左、右上臂收缩血压应该相差小于20mmHg，舒张压小于10mmHg。无特殊原因，一般测右上肢血压。若差别很大，可请教医师选择合适一侧，以后就固定在该侧测量。测量时间和次数一般建议每周测3天，每天测2次（早晨 7 ~ 8 时和晚上 19 ~ 20 时），每次测3遍后取平均值。血压控制较平稳者，可以每月测 1 ~ 3 天。治疗方案变更或者血压极不稳定者，需要每天测量，连续监测 2 ~ 4 周。记录与评估只要能把所测血压准确记录下就可以。血压问题严重者，可以仿照医院病历上通用的体温记录表格格式，每周 1 页，将血压、体温、脉搏、呼吸和其他病情以及用药的情况统统记

下来，更有参考价值。如果你能带着这样的资料去医院看病，医师就很容易对你的病情和治疗效果，做出正确的评估。

目前，广泛使用的血压测量方法是用水银柱式血压计测量血压。由于血压的测量受到许多外部因素的影响，因此正确测量血压需做到以下几点：

选择合适的血压计

一般最常用的是汞柱式血压计和电子血压计。血压计设备应性能完好无损而精确，定期检测校准，并选用合适的袖带。最好选用水银柱式血压计，不仅因为这种仪器是最古老、最简单、最便宜的，关键是最准确的血压计，至今世界卫生组织仍然推荐使用。使用时水银必须足量，刻度管内的水银凸面应正好在刻度"0"上。使用完毕后一定要将开关关好，勿使水银漏出。其缺点是携带不方便，且要用听诊器听诊，听力不好者无法使用。电子血压计较轻巧，携带方便，操作简单。若能正确使用，应该与传统的水银柱式血压计一样准确，但受条件影响较大，如周围噪声、袖带移动及摩擦等因素影响，所测得血压与实际血压有误差，因此必须经常与水银柱式血压计校准，同时应规范操作，避免干扰。

电子血压计种类较多，我们必须要了解它是不是经过国际认证，有三

个组织负责血压计的认证，一个是美国医疗器械委员会，第二个组织是英国高血压学会，第三个是欧洲高血压协会血压检测组织。只有由这三个组织认证的血压计才可以放心购买。

另外，无论是电子血压计还是水银柱血压计，在使用之初和使用了一段时间之后，都要进行调试。

选择合适的测压环境

要求测压环境安静明亮、温度适宜，理想温度为 20 ~ 24℃。

选择正确的测压步骤

患者采取坐姿靠背椅，双脚自然着地，被测的上臂应裸露，手掌向上平伸，肘部位于心脏水平，上肢胳膊与身躯呈 45° 角，袖带下缘与肘前间隙间距为 2 ~ 3cm，充气至桡动脉搏动消失后再加压 20 ~ 30mmHg，此时为最大充气水平。如果加压过高，则会得到收缩压过高的结果。如果充气到达 300mmHg 水平时，即会导致"气囊充气性高血压"。然后，逐渐放气，速度为 2mmHg/s，第 1 听诊音为收缩压，搏动音消失时为舒张压（旧制单位血压读数应精确到 2mmHg）。充气压迫的时间不宜过长，否则易造成血压升高的假象。

对受检者的要求

患者应在安静、温度适宜的环境里休息 5 ~ 10 分钟；检查前 5 分钟内不要做体位变动；测血压前 30 分钟停止进食、吸烟、饮酒、饮茶、喝咖啡及刺激性饮料，避免患者处在应激状态下测血压，如膀胱充盈，精神紧张或受寒。

对测压者的要求

测压者应受过合格的专业培训，熟悉和掌握正确的血压计使用方法和测量方法，有良好的听力和视力，精神放松，情绪稳定，避免主观因素的影响。

一般情况下，当你无明显原因而出现头痛，头晕、烦躁不安、睡眠不佳或胸闷、心慌等不适时，应及时测量血压。由于高血压没有特异性的症状，所以中老年人应定期测量血压，警惕和预防高血压的发生。一旦发现有高血压倾向，就应及早去医院做进一步检查，以明确诊断，早期接受治疗。

没有高血压的症状并不代表不会患高血压病。对中老年人来说，即使血压正常，也需每隔半年检查一次，如出现症状就应及时测量血压。特别是 35 岁以上成人，或家族中有高血压病史、肥胖体形、伴有高脂血症或糖尿病患者，更应经常测量血压。

在选择了正确的血压计之后，对于高血压患者来说，最重要的一个问题就是要学习正确测量血压。这样，才能够对自己的血压状况有一个准确

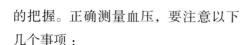

的把握。正确测量血压，要注意以下几个事项：

1. 血压计的高度应与心脏在一个水平面上。

2. 血压计的袖带要紧贴皮肤测量，不要隔着衣服绑袖带。

3. 患者应露出右上臂。若患者穿的是紧身衣服，则应脱下衣袖；若衣袖单薄宽大，可将衣袖向上卷到腋窝处。在袖带和皮肤之间至少要留 2～3 厘米的宽度，因为我们量的是肱动脉搏动的地方，如果绑得太紧或太松就会妨碍肱动脉的正常搏动，从而造成血压测量不准。

4. 听筒应在袖带外而不能塞进袖带里。

5. 在测量血压时，血压计气球的充气、放气要舒缓，不能太快。否则，可导致血压测量不准。

6. 在测量血压前，要让患者休息至少 5 分钟，还要排空膀胱，不能吸烟，至少半小时内不能喝咖啡，待到患者心情平静时再进行测量。

7. 测血压时，环境要安静、舒适，椅子要选择有靠背的，而且高度要适宜。测量者和患者都不要说话，否则可导致血压测量不准。在测量血压时，患者的双腿要自然放松，放至地上，不能跷二郎腿。

8. 血压计的袖带松紧以能放入听诊器的头为宜。

9. 血压计充气囊的长度是上肢周径的 80%，宽度是上肢周径的 40%。

测量血压虽是一项较简单的技术，但是若操作不规范，所测得的血压数值常出现误差，从而不能客观、真实地反映患者的血压情况。造成血压误差的常见原因如下。

测压者因素

测压者可因操作不规范或视力、听力的误差等因素而影响血压测量值的准确性。

1. 测量血压者缺乏耐心。按世界卫生组织专家的建议，测量血压前应让患者先休息几分钟后再测量。而且，隔几分钟后再复测血压，如此反复 3 次，才能确定可供临床参考的血压值。但现在很少有人会"不厌其烦"地给患者测量血压，多是"一锤定音"，因此很难排除许多干扰因素而导致出现的假象或误差。

2. 偏离听诊点太远。许多测压者在捆好袖带后，并没有仔细触摸动脉最强搏动点，然后再放听诊器胸件，而是估摸着找个听诊位置。因为偏离最佳听诊点，听到的血压变音和由此做出的判断难免都会出现误差。

3. 袖带减压过快或过慢。按规定应在阻断血流听不到动脉搏动音后，再充气 20～30mmHg，然后缓缓放气减压，使水银柱徐徐下降，读数应精确到 2mmHg。如放气减压太快，使水银柱迅速下降，判断误差至少有6～8mmHg；而放气减压太慢，使水银柱下降速度过缓，常使舒张压偏低。

4. 视力、听力差异。测量者的视力、听力差异，可使血压出现10～20mmHg的误差。

5. 尾数偏爱。人们常有取消读数尾数而靠近"0"的习惯，使血压读数尾数出现过多的"0"，从而影响测定结果。

6. 终点规律。目前，测量血压对舒张压是采用柯氏第Ⅳ时相，还是第Ⅴ时相作为判断依据尚未完全统一。大多数主张消失音（第Ⅴ时相）为成人舒张压，下列情况采用变调音为舒张压：儿童，贫血，孕妇，主动脉瓣关闭不全等。血压值记录应取偶数，如读数在两个数字之间，应取上一个数值。

受测者因素

受测者因素包括受测者精神紧张、应激反应、膀胱充盈、寒冷刺激及测血压前进食、吸烟、饮酒、饮茶、喝咖啡或刺激性饮料及体力活动等都会使血压升高。

此外，测血压前服用影响血压的药物如降压药、镇静安眠药等，均会影响血压的高低。

血压计性能和袖带因素

血压计水银柱有空气进入、水银漏出、水银柱不能调零等因素，均可影响血压测量的准确性。袖带的大小对测量结果影响较大，窄而短的袖带所测血压读数偏高，宽而长的袖带所测血压偏低。因此，测量血压时必须选择合适的袖带。

环境因素

因噪声而影响受检者及检测者情绪、环境温度等均可影响受检者血压水平；光线不适可影响测量者对血压值的读取。

高血压预防措施

高血压的一级预防

高血压的一级预防就是对还没有发生高血压的个体或者人群所采取的一些预防措施，预防或者延缓高血压的发生，其方法有下面几个方面：

1. 限盐：食盐和高血压之间的关系已为医学研究所证实。高钠可引起身体内水钠潴留，造成血管平滑肌细胞肿胀，管腔变细，血管阻力增多，同时使血容量增多，加重心脏与肾脏负担，从而使血压升高。因此，要限制钠盐的摄取量。

每个人每日食盐的摄取量要限制在6克以下。

2. 补钾：补钾有助于排钠，能够降低交感神经的升压反应，而且有稳

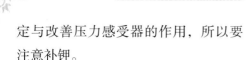

定与改善压力感受器的作用，所以要注意补钾。

我国传统的烹调方法，经常使钾随之丢失，因此，提倡多吃新鲜水果、蔬菜。

3. 增加优质蛋白质：优质蛋白质一般指动物蛋白质与豆类蛋白质。专家指出，蛋白质的质量与高血压中风发病率高低有一定的关系。我国人群蛋白质摄取量基本上接近正常，但是对质量要求不多，主要是必需氨基酸含量比较低，因此，要增加饮食中的优质蛋白质。

4. 维持食物中钙、镁的充分摄入：钙与镁和血压的关系是 10 多年来人们研究的重点，绝大部分研究报告认为，饮食中钙、镁不足可以使血压上升。

5. 维持理想体重：肥胖可导致水钠潴留，导致高血压；而控制主食谷类的进食量，增加活动量，使体重降低后，可以使胰岛素水平和去甲肾上腺素水平下降，进而使血压降低。据临床观察，体重每减少 1 千克可以使血压降低 0.2/0.1Kpa（1.6 至 1.1mmHg）。

6. 戒烟限酒：抽烟对人体的危害甚多，特别是可以通过损伤动脉血管内皮细胞，产生血管痉挛等机制，造成血压升高。酒精可造成血管对多类升压物质的敏感性增多，使血压上升，具有高血压不利因素的人更要戒酒。

7. 心理平衡：保持乐观豁达，控制情绪波动，避免愁、烦、躁、怒等精神刺激因素，这亦是保证血压稳定的重要原因。

另外，高血压人还要安排一些有利于身心健康、消除紧张因素、宁心怡神、保持血压稳定的活动，如种花草、养鸟养鱼、听音乐、学书法、绘画、钓鱼等。

8. 适当运动：常常参加耗氧多的体育运动可以使血压降低。散步、慢跑、太极拳、八段锦、保健操、气功、快步走、门球、迪斯科、上下楼梯、踏阻力单车等均是高血压人比较适宜的体育运动。游泳可以降低血管平滑肌的敏感性，对预防治疗高血压同样有一定的帮助。每人应当依据自己的年龄、体质、病况等选择适宜的运动方法，不宜选择运动量过大、身体摆动幅度过大和运动频率过高的运动项目。运动频率可依据运动者身体情况与所选择的运动类别及气候条件等定，一般要每星期锻炼 3 ~ 5 次，每回持续 20 ~ 60 分就可以。

高血压的二级预防

高血压的二级预防通常是指对已发生高血压的患者采取措施，预防高血压进一步发展与并发症的发生。其具体措施是：

1. 进行系统正规的抗高血压治疗，通过降压治疗使血压降到正常范围内。

2. 合理用药，保护靶器官免遭损害。

3. 降压的同时要兼顾其他不利因素的治疗。

临床试验证明，改善生活习惯与长时间有效实施降压治疗是高血压患者控制血压并且通向健康长寿之路的唯一途径。

高血压属于多基因遗传性病患。父母均患有高血压者，其子女今后患高血压概率高达 45%；父母一方患高压病者，子女患高血压的概率是 28%；双亲血压正常者，其子女患高血压的概率仅为 3%。

所以，有高血压家族史的人，应该积极预防高血压的发生。具体措施包括：成年后坚持监测血压，至少每月一次；限盐补钾，每天摄入食盐量不超过 5 克；多食含有大量钾的蔬菜、水果，如香蕉、核桃仁、莲子、荸荠、苋菜、菠菜等；防止超重与肥胖；戒烟限酒。

生命在于运动，调控血压少不了

高血压患者大多运动不足，所以在大夫指导下开展适当的体育活动，是高血压综合治疗方法的一种。高血压患者体育医疗主要有下述方法：

微笑轻松运动

治疗高血压的运动疗法，建议采用微笑轻松运动。就是在运动中保持呼吸规则平稳，这样就不会喘个不停，心脏不会剧烈跳动，能够轻松持续地运动，并且，可以和旁边的人一边聊天，一边谈笑，因此，我们称之为微笑轻松运动。

太过于吃力的运动会使血压大幅上升，有时会引起心肌梗死等并发症。

所以，这类运动并不适合当成高血压病患者的运动疗法。轻松运动，以数值来看，就是以没有办法再继续努力下去的运动（如跑、跳等）约一半量的运动强度。以专业术语而言，就是最大氧摄取量的 50% 的强度。

所谓最大氧摄取量，就是在 1 分钟内体内所吸收的氧的最大量。这个数字愈大，表示愈能够轻松地吸收氧，因此运动能力也就愈高，愈有体力。例如，我们在电视上看到一些马拉松选手，背着袋子，戴着口罩，在跑步机上奔跑。这是为了测量没有办法再继续努力运动时身体所吸收的氧量，也就是最大氧摄取量。而微笑轻松运动的运动量则为其运动量的 50%，也就是约一半强度的运动，在运动的后半期只会轻微出汗而已。

当然，运动强度应因人而异，体力不同，轻松的程度也各有不同。体力比较差的人，与体力较好的人相比，微笑轻松运动的强度当然更低。

 微笑轻松运动具有以下特征：

第一，不是剧烈运动，所以身体、精神两方面都不会太疲倦。

第二，运动中，血压只会稍微上升一点，所以即使是高血压（轻、中等症状）患者，也都能安心进行。

第三，不会使"疲劳物质"乳酸蓄积在肌肉内，因此不会感到疲劳，能够长时期持续运动。

第四，不容易引起心脏缺氧的问题，所以安全性较高。

第五，不用担心脚的肌肉或关节受损。

第六，能够适当地祛除身体的脂肪。

高血压患者的运动时间

一天至少30分钟的运动时间，60分钟最理想。

不必每天进行，一周进行3～6次，一周的运动时间总计180分钟以上就可以了。例如，1天30分钟，1周进行6天，或者是1天1小时，1周进行3次也无妨。但是，不需要1天进行2～3小时，太过勉强也不好。与其1次将整个礼拜的运动量做完，还不如分几天来进行更有效果。有时太过忙碌，没有办法抽出运动时间，这时只要把一天的运动量分成两三天来做。

水中漫步巧降压

很多高血压患者都知道游泳是一种全身运动，非常适合运动疗法。但是，如果游得不好，或游泳中必须屏住呼吸，或没有办法保持轻松的速度，则会成为强度过大的运动。

在这一点上，"水中漫步（步行）"即使不会游泳的人，也能轻易办到，这是因为水具有浮力，因此，比起在陆地上走路而言，对于足、腰的压力较少。

在水中漫步，为什么能出现如此显著的降压效果呢？据研究，原来在水中漫步会刺激心钠素的分泌。也就是说，因为在心脏入口的"心房"处分泌的心钠素，发挥了强力降压作用所致。一旦运动时，由于肌肉收缩，静脉血回到心房。心房血液增加时，就会分泌心钠素。心钠素具有扩张血管的作用，同时也能够促进利尿作用，能够使原本太多的血浆量减少。也就是会将"血液太多了，要减少一些"的信号，从心脏送达整个身体。在水中步行时，这种心钠素分泌会大量地增加。血管扩张作用和利尿作用也是降压药的两大效果，而心钠素具有这两大降压作用，结果血压便下降了。

降压健身脚踏车

踩健身脚踏车和步行一样，是最适合当成轻松运动的一种运动。其运动负荷能够自在地调节，而且在训练中，脉搏跳动次数也会通过仪器自动地记录下来。

另外，最重要的，即可以维持适合自己体力的运动速度。

此外，因为是坐着进行，所以会减少对腰和膝的负担，不用担心受伤的问题。

患有腰痛病的人，或是肥胖的人、年纪大的人，以及以往几乎不做运动的人，都可以采用这种方法。

健身脚踏车可在室内进行，与天气和时间无关，随时都可以进行。可以一边聊天，一边看电视或听音乐、看书，或者是练习英语会话，也可以一边做自己喜欢的事情，一边踩健身脚踏车。

轻松运动当然是要能够轻松进行的运动，而这种运动"边做运动，边做其他事情"也是可以办到的。它能够有效地利用时间，而且轻松地做运动，的确是其一大魅力。

饭前运动效果好

运动并没有一定的时间限制。随时随地，只要喜欢随时都可以进行。但是由于考虑到与饮食的关系，在饭前进行运动会具有更好的效果。

饭前运动的优点就是当空腹吃东西时会觉得非常美味，而且吃了也不容易发胖。因为运动使新陈代谢旺盛，热量的消耗量比平常更大。如此一来，

食物会转变成热量挥发掉。

所以，控制体重者最好在饭前做运动。

准备运动不可少

大家知道上车后发动引擎立刻把车开动对车来说并不好，同样在开始运动时，如果没有做热身运动就进行运动，则会使血压急速上升，增加对心脏的负担，容易损伤肌肉和关节。

所以，在进行运动之前，一定要先做些热身运动，放松身体才行。

此外，运动后为了消除疲劳，使呼吸及脉搏跳动恢复正常，也要做些拉伸运动。

即使是轻松运动，也要做准备运动和缓和运动。准备运动包括伸展跟腱和大腿肌肉、骨关节等伸展体操5～10分钟。当然，做韵律体操也不错。

但是如果是走路，本身就是一种准备运动，也是一种缓和体操，所以就不必做事前和事后的运动。

跳舞娱乐亦降压

跳舞是有节奏的全身运动，它具有舒筋活络、流通气血、滑利关节、改善机体功能等作用。由于跳舞多在音乐伴奏下进行，音乐与舞蹈的有机结合，其功效就不仅仅是两者的简单相加，而是具有更广泛的整体效应。

有些舞蹈在大多数情况下是需要

踮起脚尖走步的，如跳交谊舞时，脚尖着地的机会就较多，这种姿势不但使小腿肌肉和足趾关节得到了较好的锻炼，而且还通过反射作用于大脑以调节血压，从而达到降低血压的效果。经常跳舞的人常有这种体会，当紧张工作之余，走进舞厅时，便会有轻松愉快、心旷神怡之感，这对高血压病患者来说无疑是有益的。因此，高血压患者不妨经常跳跳舞，以促进身体的早日康复。但须注意下列事项：

第一，必须把跳舞看成是一种健身治病的锻炼手段，而不应单纯把它看作是一种文化娱乐活动，并做到持之以恒。舞种的选择可根据个人的喜好、病情及体质状况而定，一般以交谊舞中节奏较慢者为宜，可不必过于追求舞姿的艺术性，唯以治病为目的。

第二，病情较重，或有心、胸并发症及年迈体衰者，跳舞时间不宜过长，更不能跳过于剧烈的舞蹈。

第三，跳舞过程中应适当控制情绪，不要过度兴奋激动，切不可被一些容易使人激动的音乐所驱使，以免血压骤升，发生意外。

第四，舞场音量要适中，避免强烈的音乐刺激，切忌迪斯科音乐。否则，不但达不到治病的目的，反而会因强烈的音响刺激使血管痉挛，血压升高。

第五，跳舞不宜在饭后立即进行，至少应在进食半小时之后。

游泳要因人而异

游泳是一项极好的运动项目。实验证明，它可以有效地缓解大脑的紧张程度，并能降低血管平滑肌的敏感性，有预防和治疗高血压病的作用。故适当游泳，对防治高血压有益。那么，是不是高血压病患者都适合游泳锻炼呢？实际上不能一概而论。一般来说，原发性高血压I期的患者，症状并不严重，若以前又是游泳爱好者则可以游泳。即使不会游泳的人，也可以适当学习游泳，以利疾病的治疗和康复，但由于游泳的运动量较大，故每次游泳的时间不宜过长。有心、脑血管并发症者（如高血压病II、III期）或即使是早期高血压病患者，但症状比较明显时，最好不要游泳，以免发生中风等危险。

此外，继发性高血压（或称症状性高血压），如由多囊肾、嗜铬细胞瘤、肾炎等疾病所引起的高血压，在原发病未治愈之前也不宜游泳。

散步疗法好处多

前文中已提到过高血压病患者要多散步，那么这样做的好处到底在哪里呢？怎样散步才能收到最佳效果呢？

散步是一项简单而有效的锻炼方式，也是一种不受环境、条件限制，人人可行的保健运动。大量临床实践表明，散步也是防治高血压病的有效方法。通过散步，可促进四肢及脏器的血液循环，调节神经系统功能，促进新陈代谢，调节人的情志，解除神经、精神疲劳，使人气血流畅，脏腑功能协调，降低血压，减轻或消除头晕头痛、心烦气躁、失眠等症状。

散步时要保持身体自然正直，抬头挺胸，两眼平视，呼吸自如，随着步子的节奏，两臂自然而有规律地摆动。要全身放松，缓步而行，宜以个人体力确定速度快慢和时间的长短，顺其自然，不宜强求，以身体发热、微出汗为宜，一般速度为每分钟60～90步，每次散步20～40分钟，每日散步1～2次。

散步何时何地均可进行，但饭后散步最好在进餐30分钟以后。散步时衣服要宽松舒适，鞋要轻便，以软底鞋为好，不宜穿高跟鞋、皮鞋。散步的场地以空气清新的平地为宜，可选择公园、林荫道或乡间小路，也可根据个人情况选择山地等。

慢跑可降压

慢跑又称健身跑，它是近年来流行于世界的锻炼项目，它简便易行，无需场地和器材，是人们最常用的防病健身手段之一。慢跑时的供氧比静止时多8～10倍，能使心脏和血管得到良性刺激，可有效地增强心肺的功能和耐力。通过适当的慢跑，可增强腿力，对全身肌肉，尤其对下肢的关节、肌肉有明显的锻炼效果，它能减轻体重，降低血脂，有助于降低血压。同时，慢跑可提高机体代谢功能，调节大脑皮质功能，使人精神愉快，促进胃肠蠕动，增强消化功能，改变或消除高血压病患者的头晕头痛、失眠等症状。因此，慢跑疗法也是高血压患者常用的祛病保健方法，适用于轻度高血压病患者。

慢跑前应稍减一些衣服，做3～5分钟的准备活动，如活动一下脚、踝关节及膝关节，伸展一下肢体或做片刻徒手体操，之后由步行逐渐过渡到慢跑。慢跑时全身肌肉要放松，两手微微握拳，上臂和前臂肘关节屈曲成90度左右，上身略向前倾，两臂自然下垂摆动，腿不宜抬得过高，身体重心要稳，呼吸深长而均匀，与步伐有节奏地配合，用前脚掌先着地而不能用足跟着地。慢跑应先从慢速开始，起初距离可短一些，要循序渐进，可根据具体情况灵活掌握慢跑的速度和时间，运动量以心率每分钟不超过120次，全身感觉微热而不感到疲劳为度，慢跑的速度一般以每分钟100～120米为宜，时间可控制在8～15分钟。

慢跑应选择空气新鲜、道路平坦的场所进行，不要在饭后立即跑步，也不宜在跑步后立即进食。慢跑后可

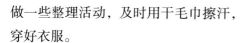

做一些整理活动，及时用干毛巾擦汗，穿好衣服。

但慢跑中若出现呼吸困难、心悸、胸痛、腹痛等症状，应立即减速或停止跑步，必要时可到医院检查诊治。

另外，有严重高血压，经药物治疗血压仍在 180/130mmHg 以上者；已经发生心、脑、肾严重并发症的患者，如高血压性心脏病、冠心病、心绞痛；半年内发生过心肌梗死或冠心病伴有严重心律失常或心功能不全者；有以上病症的患者均忌进行慢跑运动。

爬楼梯有益降压

随着城市建设的发展，楼群不断地增加，爬楼已成为很多人日常生活中的必须活动。其实爬楼本身就是一种运动，而且对身体大有益处。

爬楼这种活动本身就是一种很好的锻炼身体的方法，爬楼梯锻炼的作用类似登山。据测定，在相同的时间内，爬楼梯与参加其他活动比较，所消耗的热量比散步多 4 倍，比打乒乓球多 2 倍。爬楼梯不仅可以增强下肢肌肉和韧带的力量，保持下肢关节有灵活性，而且能促进人体能量代谢，增强心肺功能。同时，对提高血液中高密度脂蛋白的含量，防治动脉粥样硬化、高血压也有一定的帮助。对肥胖病的治疗更有明显的效果。如果你能将被动的爬楼梯活动变为锻炼身体的手段，你将会受益匪浅，乐在其中。

但是，老年人爬楼梯锻炼一定要注意以下几点：

第一，不要影响邻居行走。老年人进行爬楼梯锻炼，最好在清晨邻居大部分尚未起床时。这时楼道中行人极少，也不会对锻炼产生干扰。

第二，不要摸黑锻炼。有些楼道采光不好，锻炼时可打开楼道的电灯，增加照明度，以便看清梯级。

第三，不宜穿拖鞋。进行爬楼梯锻炼时，以轻装、空手为好，不宜穿拖鞋，一方面拖沓声惊扰别人，另一方面容易松脱或摔跤。

第四，上下楼时应集中注意力，保持稳健从容的步态。扭伤多发生在下楼时，因此下楼时不要过急，要注意步步踩实。

高血压患者开始运动前要先检查身体

高血压患者在决定采用运动疗法之前，应首先向医生详细咨询身体情况，医生先要判断患者是否适合运动疗法，然后就好像开药方一样，开出一张指导患者运动的"运动处方"，患者根据处方开始进行运动疗法。

运动疗法虽然是以治疗为目的，但它仍然是运动的一种，不管是外表看上去很健康的人，还是患有疾病的人，事前都要做细致的身体检查，以确定自己是否适于运动。因为在极少数情况下，也有因运动而死亡的例子。

有一些人看上去很健康，但他们可能患有察觉不到的心脏病，运动中可能会出现不良状况。因此，运动专家提倡在运动前要进行身体检查以及运动负荷试验。运动负荷试验通过上下台阶（马斯达法）、在传送带的活动走道上走步（固定脚踏车负荷试验）、骑自行车（测力计负荷试验）来绘制心电图、测量血压。

血压过高的人不适用运动疗法，因为运动使血压升高，有导致脑出血的危险。运动疗法虽然能降血压，但事物都有两面性。因此，是否采用运动疗法，应听从医生的指示。

高血压病患者要做到"八项注意"

常测血压：血压高低不能以自我感觉和有无症状为准，不少患者血压很高，但无感觉，所以常测血压十分必要。家庭要常备血压计。每天早晚安静时至少测一次，血压理想者低压 80～90mmHg，高压 120～130mmHg。

高血压病患者要强调科学生活，做到"八项注意"：

缓慢起床：醒来后不要急于起床，床上仰卧，活动四肢头颈 3～5 分钟后缓慢坐起，再下床活动。

温水洗漱：过热过冷的水会刺激皮肤感受器，引起周围血管收缩而升高血压，水温宜在 30～35℃。

适当晨练：以节律缓慢，运动量不激烈不过大的项目为宜，晨练可以增加血管弹性，缓解小动脉紧张。

耐心排便：便秘是引起高血压发生危险的罪魁，排便切忌努张屏气，用力过度，可取坐位耐心排便。便秘者，宜多吃香蕉和粗纤维食物。

早餐清淡：不能不进早餐，但早餐要清淡，以牛奶、豆浆、面包、馒头和清淡小菜为宜。

切勿挤车：上下班和外出不能着急挤车，会产生各种意外，最好躲开高峰，或者步行、骑车。

中午小睡：午时人体各个器官活动都处于低谷，小睡半小时或 1 小时，有利于养生。

晚餐宜少：夜间身体各器官活动减慢，过饱会增加它们的负担，以少餐为宜，多进水分，如汤、粥，以防血液稠黏而使血栓加重。

高血压治疗要注意的问题

需终生降压治疗

高血压患者常需要终生的降压治疗，在治疗达到目标血压后，仍

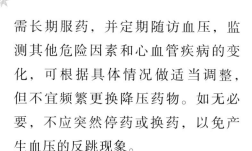

需长期服药，并定期随访血压，监测其他危险因素和心血管疾病的变化，可根据具体情况做适当调整，但不宜频繁更换降压药物。如无必要，不应突然停药或换药，以免产生血压的反跳现象。

根据不同病情合理用药

各种降压药物有其各自的药理学特点，临床上应根据患者的年龄、高血压程度和分级、有无并发症或夹杂症（如糖尿病、高血脂、心绞痛、心力衰竭、心肌梗死、心律失常、支气管和肺部病变等）及其他冠心病危险因素的存在与否，以及用药后的反应选择用药，才能得到满意的疗效。

可小剂量联合用药

对缓进型高血压患者，首选药有利尿剂、β阻滞剂、钙拮抗剂和血管紧张素转换酶抑制剂，可根据不同患者的特点，选用这四类药物中的一种，从小剂量开始逐渐增加剂量，直到血压获得控制或达最大量，或出现不良反应。达到降压目的后再逐步改为维持量，以保持血压正常或接近正常。维持量治疗应力求简单、用最小剂量，使副作用最少而患者能坚持服药。对重度高血压，可能一开始就需要联合使用两种降压药。联合应用几种降压药物的优点是：①通过协同作用提高疗效；②减少各药剂量使副作用减少。

需注意不良反应

应密切注意降压药物治疗中所产生的各种不良反应，及时加以纠正或调整用药。原则上，理想的降压药应能纠正高血压所致的血流动力学异常（增高的外周阻力和减少的心排血量）而不影响患者的压力感受反射机制。使用可引起明显直立性低血压的降压药物前，宜先向患者说明，从坐位或卧位起立时动作应尽量缓慢，特别是夜间起床小便时最要注意，以免血压骤降引起晕厥而发生意外。近年发现噻嗪类利尿剂能升高血浆胆固醇和甘油三酯水平，β阻滞剂能增高血浆甘油三酯和降低高密度脂蛋白胆固醇水平，因此对血脂异常者应慎用。钙拮抗剂和血管紧张素转换酶抑制剂对血脂无影响，而α阻滞剂和中枢交感神经兴奋剂能轻度降低血清总胆固醇，因此适用于伴有血脂异常的高血压患者。

依据动态血压测定结果正确用药

近年研究发现，高血压患者靶器官损害与昼夜24小时血压的关系较其与一次性随测血压关系更为密切。因此，在有条件时，应根据24小时动态血压的测定结果选用长作用时间降压药或采用缓（控）释制剂，以达到24小时的血压控制，减少靶器官损害。

对患病多年者不宜强求降压

在血压重度增高多年的患者，由于外周小动脉已产生器质性改变，或由于患者不能耐受血压的下降，即使联合使用几种降压药物，也不易使收缩压或舒张压降至正常水平。此时不宜过分强求降压，否则患者反会感觉不适，并有可能导致脑、心、肾的血液供应进一步不足而引起脑血管意外、冠状动脉血栓形成、肾功能不全等。

老年人用药应谨慎

对老年人的单纯收缩期高血压，应从小剂量开始谨慎使用降压药物，一般使收缩压控制在 140mmHg 以下为宜。可选用钙拮抗剂或转换酶抑制剂，必要时加用少量噻嗪类利尿剂。老年人压力感受器不敏感，应避免使用胍乙啶、α 阻滞剂和拉贝洛尔等药物，以免产生直立性低血压。

急性高血压的治疗措施

急性高血压的治疗措施和缓进型重度高血压相仿。如血压持续不下降，可考虑用冬眠疗法。如出现肾功能衰竭，则降压药物以选用甲基多巴、肼屈嗪、米诺地尔、可乐定等为妥，且不宜使血压下降太多，以免肾血流量减少而加重肾功能衰竭。

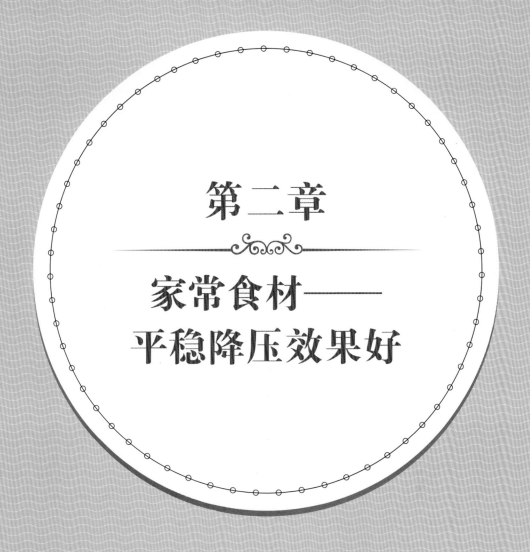

第二章

家常食材——平稳降压效果好

第一节 蔬菜里的降压高手

芹菜

平肝降压

别　　　名 旱芹、药芹、香芹、蒲芹。

性 味 归 经 性凉，味甘辛，无毒；归肺、胃、肝经。

建议食用量 每餐50克。

营养成分

膳食纤维素、多类维生素、蛋白质、脂肪、糖类和磷、钙、铁和芫荽苷、挥发油、甘露醇、肌醇等。

降压功效

芹菜含酸性的降压成分，可以扩张血管，平稳降压。另外，芹菜富含碳水化合物和蛋白质，具有健胃、利尿、镇静等作用，可用于高血压引起的头晕头痛、心烦易怒等。临床对于原发性、妊娠性及更年期高血压均有效。

降压良方

1.生芹菜去根洗净，捣绞汁，混以等量蜂蜜，每日服3次，每次40毫升。

2.芹菜250克，红枣2个，加水适量，分次饮服。

食用功效

芹菜含有利尿成分，利尿消肿。芹菜是高纤维食物，它经肠内消化作用生成木质素，高浓度时可抑制肠内细菌产生致癌物质，还可加快粪便在肠内的运转时间，减少致癌物与结肠黏膜的接触，达到预防结肠癌的目的。芹菜叶含铁量较高，能补充女性经血的损失，食之能避免皮肤苍白、干燥、面色无华，而且可使目光有神，头发黑亮。

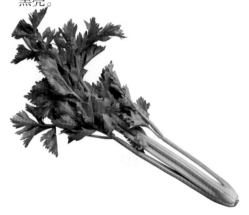

食用宜忌

宜食：特别适合高血压和动脉硬化的患者。

忌食：高血糖、缺铁性贫血患者、经期妇女、成年男性、脾胃虚寒者慎食；血压偏低者慎用；计划生育的男性应注意适量少食。

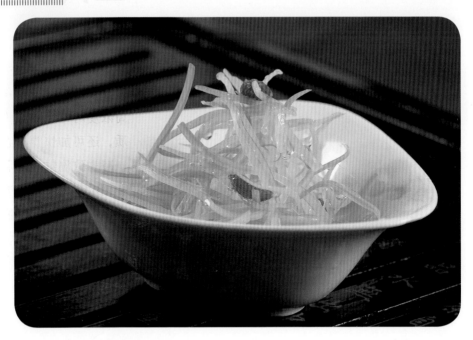

◆ 降压西芹丝

主　料：西芹 300 克。

辅　料：红椒 20 克。

调　料：盐 2 克，味精 2 克，香油 1 克。

做　法：

1. 将西芹清洗干净去筋膜切成丝焯水。

2. 焯水后马上放入凉水中冲凉取出沥干水分。

3. 红椒洗净切成丝与西芹丝一起加盐、味精、香油拌匀即可。

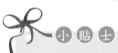

小贴士

西芹丝切得要匀，放入冰水中更脆。

大白菜

富含维生素 C，可预防动脉粥样硬化

别　　　名 白菜，结球白菜。

性味归经 性平、微寒、味甘；归肠、胃经。

建议食用量 每餐 100 ~ 200 克

营养成分

蛋白质、脂肪、碳水化合物、粗纤维、灰分、胡萝卜素、维生素 B_1、维生素 B_2、烟酸、维生素 C、钙、磷、铁、钾、钠、镁、氯、锰、锌、铝、硼、铜、镍、钼、硒等。

降压功效

白菜中的有效成分能降低人体胆固醇水平，增加血管弹性，常食可预防动脉粥样硬化、降低血压和某些心血管疾病。

降压良方

白菜 250 克，切碎，投入沸水中，煮沸去生味，调以香油、食盐、味精即成。本品能清热除烦利尿。

经典论述

1.《食疗本草》："白菜，发诸风冷，有热食之，亦不发病。"

2.《滇南本草》："主消痰，止咳嗽，利小便，清肺热。"

食用功效

大白菜含有丰富的粗纤维，能润肠、刺激肠胃蠕动、促进大便排泄、帮助消化，对预防肠癌有良好作用。秋冬季节空气特别干燥，寒风对人的皮肤伤害极大，大白菜中含有丰富的水分和维生素 C、维生素 E，多吃大白菜，可以起到护肤养颜的效果。大白菜中还含有对人体有用的硅元素，能够将人体中超标的铝元素迅速转化为硅铝酸盐排出体外，可预防智力衰退、老年痴呆症等。

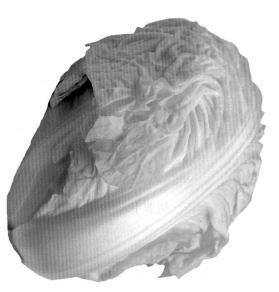

食用宜忌

大白菜在腐烂的过程中会产生毒素，所产生的亚硝酸盐能使人体血液中的血红蛋白丧失携氧能力，使人体发生严重缺氧，甚至有生命危险，所以腐烂的大白菜一定不能食用。

营养食谱

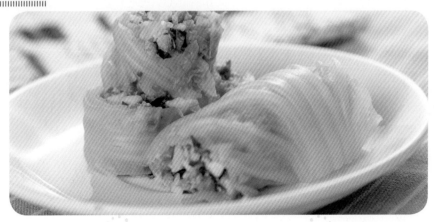

◆ 鲜虾白菜卷

主　料：白菜叶6片，虾仁200克，胡萝卜1根，豌豆30克，海带20克，香菇20克。

辅　料：葱5克，姜3克，水淀粉5克，食用油适量。

调　料：番茄酱5克，盐5克，糖2克，味精2克，胡椒粉2克，香油2克。

做　法：

1. 白菜嫩叶用开水烫下，马上放入凉水中过凉。

2. 香菇、胡萝卜切丝，海带切丝与虾仁分别焯水。

3. 锅内放少许油炒香再把葱姜、番茄酱、盐、味精、胡椒粉加入，放海带丝、香菇丝、胡萝卜丝、虾仁炒均，调好勾芡，淋少许香油，放在盘中。

4. 用烫好的白菜包入炒好的虾、香菇等蒸2分钟即可。

小 贴 士

这道菜比较清口，不油腻，有浓重的菌香。在制作的过程中不宜多加油去炒虾馅。

菠菜

通便降压的良蔬

别　　　名　菠棱菜、赤根菜、波斯草、鹦鹉菜、鼠根菜、角菜。

性味归经　性凉，味甘辛，无毒；归肠、胃经。

建议食用量　每餐 100 ~ 250 克。

营养成分

胡萝卜素、维生素 C、钙、磷、铁、维生素 E 铁、维生素 E、芸香苷、辅酶 Q$_{10}$ 等。

降压功效

菠菜中富含多种维生素、微量元素和抗氧化剂，尤以钾的含量较高，可缓解高血压因钠摄入过多所造成的损害。菠菜叶中含有铬和一种类胰岛素样物质，其作用与胰岛素非常相似，能使血糖保持稳定。

降压良方

1. 鲜菠菜放沸水中略烫数分钟，以麻油拌食，每日 2 次。

2. 菠菜根煮汤常服，可有效降低胆固醇。

3. 鲜菠菜 250 克，水煎服。

食用功效

菠菜中所含的微量元素，能促进人体新陈代谢，增强身体免疫功能。菠菜提取物具有促进培养细胞增殖的作用，既抗衰老又能增强青春活力。我国民间以菠菜捣烂取汁，每周洗脸数次，连续使用一段时间，可清洁皮肤毛孔，减少皱纹及色素斑，保持皮肤光洁。菠菜含有大量的植物粗纤维，具有促进肠道蠕动的作用，利于排便；且能促进胰腺分泌，帮助消化；对于痔疮、慢性胰腺炎、便秘、肛裂等病症有治疗作用。

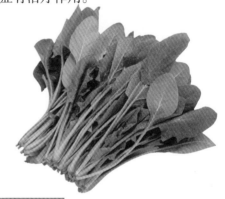

食用宜忌

生菠菜不宜与豆腐共煮，以免妨碍消化影响疗效，将其用沸水焯烫后便可与豆腐共煮。

电脑工作者、爱美的人也应常食菠菜；糖尿病患者 (尤其 II 型糖尿病患者) 经常吃些菠菜有利于血糖保持稳定；同时菠菜还适宜高血压、便秘、贫血、维生素 C 缺乏病患者和皮肤粗糙者、过敏者。

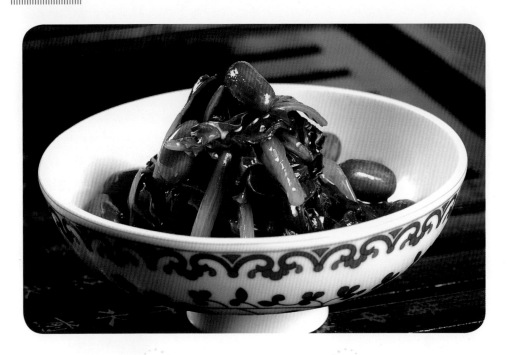

◆ 菠菜果仁

主　料：菠菜 200 克，花生米 200 克。

辅　料：红椒 20 克。

调　料：盐 2 克，味精 2 克，陈醋 3 克，香油 1 克，食用油适量。

做　法：

1. 将菠菜清洗干净焯水改刀切段放入容器中。

2. 花生米炸熟放凉放入容器中。

3. 加盐、味精、陈醋、香油拌匀即可。

菠菜不要焯水时间太长以免软烂影响口感，避免菠菜中的成分流失。

油菜

降脂奇兵

别　　　名	芸苔、寒菜、苔芥、青菜、苦菜。
性 味 归 经	性凉，味甘；归肝、脾、肺经。
建议食用量	每餐 150 克。

营养成分

富含维生素 C 以及钙、钾等。

降压功效

油菜为低脂肪蔬菜，且含有膳食纤维，能与胆酸盐和食物中的胆固醇及甘油三酯结合，并从粪便中排出，从而减少脂类的吸收，故可用来降血脂。

降压功效

油菜 4 棵，西芹 2 棵，牛奶 100 毫升。将油菜、西芹洗净后切段，将油菜段、西芹段一起放入榨汁机中搅打成汁，菜汁和牛奶拌匀即可饮用。

适宜人群

一般人均可食用，特别适宜患口腔溃疡、口角湿白、齿龈出血、牙齿松动、瘀血腹痛、癌症患者，但疥痘、孕早期妇女、目疾患者、小儿麻疹后期、疥疮、狐臭等慢性病患者要少食。

食用功效

中医认为油菜能活血化瘀，用于治疗疖肿、丹毒。油菜中所含的植物激素，能够增加酶的形成，对进入人体内的致癌物质有吸附作用，故有防癌功效。此外，油菜还能增强肝脏的排毒机制，对皮肤疮疖、乳痈有治疗作用。油菜中含有大量的植物纤维素，能促进肠道蠕动，增加粪便的体积，缩短粪便在肠腔停留的时间，从而治疗多种便秘，预防肠道肿瘤。油菜含有大量胡萝卜素和维生素 C，有助于增强人体免疫能力。

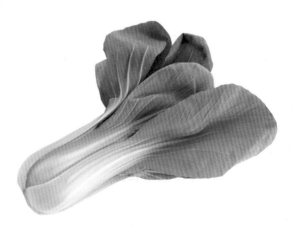

食用宜忌

食用油菜时要现做现切，并用旺火爆炒，这样既可保持鲜脆，又可使其营养成分不被破坏。

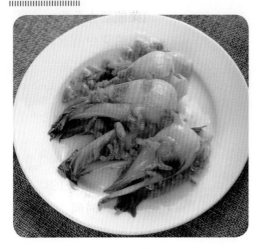

◆ 虾菇油菜心

主　料：香菇2个，鲜虾仁适量，油菜心3个。

调　料：植物油、盐、淀粉、蒜末各适量。

做　法：

1. 将香菇、虾仁、油菜心切碎。

2. 锅置火上，将油加热后加蒜末，炒香后倒入主料迅速翻炒，最后勾芡，加盐调味即可。

◆ 海米油菜

主　料：油菜250克，海米30克。

调　料：盐、酱油、醋、葱花、姜末、香油各适量。

做　法：

1. 先将油菜择洗干净，直刀切成15厘米长段，下开水锅焯熟。捞出控去水分，用盐调拌均匀，装入盘子里。

2. 将海米泡开，直刀切成小块，与油菜段拌在一起。最后将酱油、醋、香油、葱花、姜末调成汁，浇在菜里，调拌均匀即可。

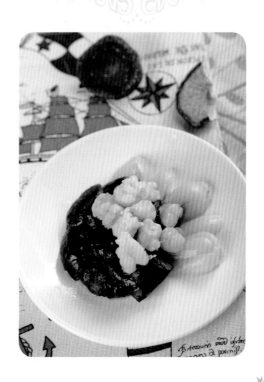

空心菜

软化血管降血压

别　　名	藤藤菜、蕹菜、蓊菜、通心菜、无心菜、瓮菜、空筒菜、竹叶菜。
性味归经	性寒，味甘；归肝、心、大肠、小肠经。
建议食用量	每餐 150 ~ 300 克。

营养成分

蛋白质、脂肪、糖类、无机盐、烟酸、胡萝卜素、维生素 B_1、维生素 B_2、维生素 C 等。

降压功效

空心菜富含钾和钙，每 100 克中的含量分别达到 115 毫克和 304 毫克，膳食纤维含量也比较丰富（4 毫克 /100 克），这些对心血管健康非常有益。而且，空心菜也是最富含叶黄素的深绿色叶菜之一，叶黄素可以帮助改善视力疲劳，对心脏健康也有益。

降压良方

鲜空心菜梗 60 克，玉米须 30 克。水煎服，每日 2 ~ 3 次。适宜高血压病、糖尿病患者。

经典论述

《医林纂要》："介砒中毒，补心血，行水。"

食用功效

空心菜中粗纤维含量极为丰富，由纤维素、木质素和果胶等组成。果胶能使体内有毒物质加速排泄。木质素能提高巨噬细胞吞食细菌的活力，杀菌消炎。空心菜中的大量纤维素，可增进肠道蠕动，加速排便，对于防治便秘及减少肠道癌变有积极的作用。

空心菜中含有丰富的维生素 C 和胡萝卜素，其维生素含量高于大白菜，有助于增强体质，防病抗病。空心菜中的叶绿素，可洁齿防龋，润泽皮肤。

紫色茎的空心菜能降低血糖，可作为糖尿病患者的食疗佳蔬。

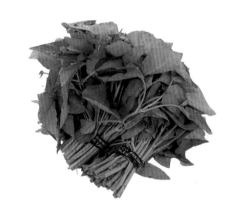

饮食宝典

空心菜生熟皆宜，荤素俱佳，宜大火快炒，避免营养损失。

空心菜遇热容易变黄，烹调时要充分热锅，大火快炒，不等叶片变软即可熄火盛出。因为空心菜加热的时间过短，茎部的老梗会生涩难咽，所以要预先择去。

营养食谱

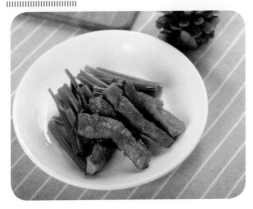

◆ 羊肉炒空心菜

主　料：羊肉100克，空心菜75克。

调　料：蒜、姜、植物油、料酒、淀粉、盐、沙茶酱、蚝油、白糖、香油各适量。

做　法：

1. 羊肉洗净，切片，加入料酒、淀粉、盐拌匀，稍腌渍后过温油备用。

2. 空心菜洗净，切段；蒜去皮，洗净，拍碎；姜洗净，切丝。

3. 油锅烧热，将蒜末、姜丝、空心菜段炒匀，加入盐、沙茶酱、蚝油、白糖及羊肉片，大火炒熟，滴入香油即可。

◆ 凉拌空心菜

主　料：空心菜300克。

辅　料：培根2片。

调　料：大蒜（白皮）、香油、白砂糖、盐各适量。

做　法：

1. 空心菜洗净，切成段；蒜洗净，切成末。

2. 水烧开，放入空心菜，滚三滚后捞出沥干。

3. 蒜末、白糖、精盐与少量水调匀后，再浇入热香油、味汁和空心菜、培根拌匀即可。

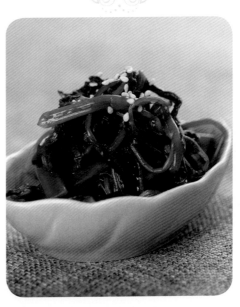

茼蒿

降压又补脑

别　　　名　蓬蒿、蒿菜、菊花菜、茼笋、茼莴菜、春菊。

性味归经　性温、味甘涩；归肝、肾经。

建议食用量　每餐100～200克。

营养成分

蛋白质、脂肪、糖类、粗纤维、胡萝卜素、多类维生素、烟酸、磷、钙、铁外，还包含丝氨酸、苏氨酸、丙氨酸、亮氨酸、脯氨酸、苯丙氨酸等多类氨基酸和天冬素、挥发油、胆碱等成分，其中铁、钙含量比较多。

降压功效

茼蒿含有一种挥发性的精油，以及胆碱等物质，具有降血压、补脑的作用。

降压良方

1. 茼蒿200克洗净、切碎、捣汁，温开水送服，每服1杯，日服2次。或与菊花脑各60克，水煎服。

2. 可与桑叶12克，山楂10～20克，金银花15克，用沸滚开水冲泡10～15分钟，代茶饮。适用于高血压、头痛、眩晕、失眠及动脉硬化、冠心病等症。

食用功效

茼蒿含有丰富的维生素和矿物质，可以养心安神、降压补脑、清血化痰、润肺补肝、稳定情绪、防止记忆力减退。茼蒿中含有多种氨基酸及较多的钾、钙等矿物质，能调节体液代谢、通利小便、消除水肿。

常吃茼蒿，对咳嗽痰多、脾胃不和、记忆力减退、习惯性便秘均有较好的疗效。而当茼蒿与肉、蛋等共炒时，则可提高其维生素A的吸收率。将茼蒿炒一下，拌上芝麻油、味精、精盐，清淡可口，最适合冠心病、高血压患者食用。

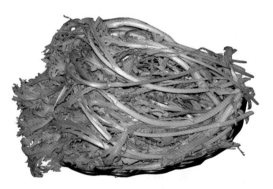

经典论述

1.《千金·食治》："安心气，养脾胃，消痰饮。"

2.《日用本草》："消水谷。"

3.《滇南本草》："行肝气，治偏坠气疼，利小便。"

4.《得配本草》："利肠胃，通血脉，除膈中臭气。"

营养食谱

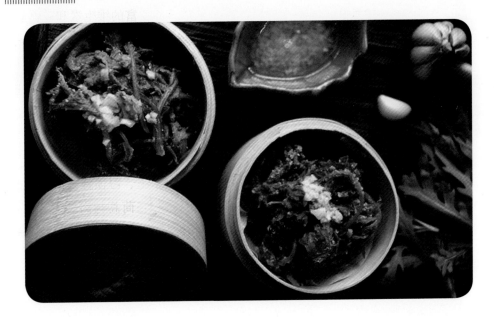

◆ 蒸茼蒿

主　料：茼蒿 600 克。

辅　料：面粉、玉米面各 30 克。

调　料：蒜泥、盐、香油各适量。

做　法：

1. 茼蒿 600 克择洗干净，沥水。

2. 面粉与玉米面混合后撒入茼蒿中抓匀，放入蒸笼中，盖上盖子。蒸锅水烧开，放上蒸笼大火蒸制 3 ～ 5 分钟。

3. 将适量蒜泥、盐、清水、香油调成味汁浇在蒸好的茼蒿上即可。

黄花菜

➤降压又解郁

别　　　名 金针菜、忘忧草、萱草花。

性 味 归 经 性温，味甘；归肝、膀胱经。

建议食用量 每餐30～50克。

营养成分

蛋白质、脂肪、碳水化合物、钙、磷、胡萝卜素及多种维生素。

降压功效

黄花菜能降低血液中胆固醇的含量，因此具有改善高血压的作用。黄花菜含钙、钾、槲皮素可改善血管硬化，使血管能正常扩张，维持通畅，进而改善高血压。

降压良方

金针菜30～60克炖肉（或鸡）服用。适用于老年性头晕，耳鸣，营养不良性水肿。

食用功效

我国《营养学报》曾评价黄花菜具有显著的降低动物血清胆固醇的作用。人们知道，胆固醇的增高是导致中老年疾病和机体衰退的重要因素之一，能够抗衰老而味道鲜美、营养丰富的蔬菜并不多，而黄花菜恰恰具备了这些特点。

常吃黄花菜还能滋润皮肤，增强皮肤的韧性和弹力，可使皮肤细嫩饱满、润滑柔软，皱褶减少、色斑消退。黄花菜还有抗菌免疫功能，具有中轻度的消炎解毒功效，并在防止疾病传染方面有一定的作用。

饮食宝典

鲜黄花菜中含有一种"秋水仙碱"的物质，该有毒成分在高温60℃时可减弱或消失，因此食用时，应先将鲜黄花菜用开水焯过，再用清水浸泡2个小时以上，捞出用水洗净后再进行炒食，这样秋水仙碱就能被破坏掉，食用鲜黄花菜就安全了。

营养食谱

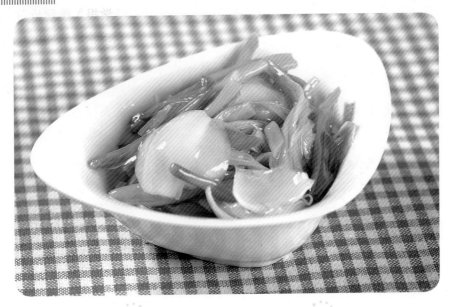

◆ 鲜黄花菜炒百合

主　料：百合 150 克，鲜黄花菜 300 克。

辅　料：胡萝卜 50 克。

调　料：盐、味精各 4 克，白糖 2 克，淀粉 5 克，植物油适量。

做　法：

1. 百合、鲜黄花菜洗净，胡萝卜切丝备用。

2. 锅坐火上，锅内放入油，下入鲜黄花菜、百合、胡萝卜煸炒，放入盐、味精、白糖炒熟，淀粉勾芡出锅即可。

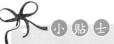 小 贴 士

胡萝卜不易熟，做之前先焯水至断生。

韭菜

补肾壮阳降血压

别　　名 草钟乳、杜阳草等。

性味归经 性温，味甘、辛、咸；
归肝、胃、肾经。

建议食用量 每次 50 ~ 100 克。

营养成分

膳食纤维素、挥发性精油、含硫化合物、胡萝卜素、维生素 C、蛋白质、脂肪、糖类、磷、钙、铁、维生素 B_1、维生素 B_3、维生素 PP 等。

降压功效

韭菜所含的挥发油及含硫化合物，具有促进食欲、杀菌消炎、降血脂及扩张血脉的作用，对高血压、冠心病以及心脑血管疾病等有一定的疗效。

药典论述

《日华子本草》："止泄精尿血，暖腰膝，除心腹痼冷、胸中痹冷、痰癖气及腹痛等。"

食用功效

韭菜具有健胃、提神、行气活血、散瘀止疼、温补肝肾、助阳固精、增进肠蠕动和降低血压、降低血脂、降低胆固醇、止遗、止嗝、止血、解秘功能，对预防治疗胸脘隐痛、痔疮、便秘、脱肛、高血压、高血脂、心脏病、男子阳痿遗精、女性子宫脱垂、小儿尿床、误吞金属器物等，有比较好的食疗作用。

食用宜忌

宜食：适宜便秘、产后乳汁不足女性、寒性体质等人群。

忌食：阴虚内热及疮疡、目疾患者均忌食。另外，韭菜忌过夜食用，且忌生食。

韭菜忌蜂蜜，韭菜含有丰富的维生素 C，容易被蜂蜜中的矿物质铜、铁等离子氧化而破坏。

营养食谱

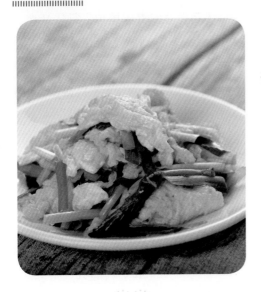

◆ 韭菜炒鸡蛋

主　料：韭菜 150 克，鸡蛋 3 个。

调　料：花生油 15 克，盐 5 克。

做　法：

1. 将韭菜洗净切成段，鸡蛋打散。

2. 锅内烧油，下入打散的鸡蛋，用小火炒至蛋五成熟。

3. 然后加入韭菜段，调入盐，再用小火炒熟即可。

◆ 香酥韭菜盒

主　料：中筋面粉 500 克，韭菜 250 克。

辅　料：粉丝 1 把。

调　料：盐、植物油、香油各适量。

做　法：

1. 将中筋面粉放盆内，加入开水 2/3 杯、冷水 1/3 杯，并加入少许盐，揉成面团，盖上湿布 20 分钟。

2. 韭菜洗净、切碎，粉丝泡软、切碎，两者混合后，加少许盐和香油调味，做成馅。

3. 将面团分小块，每块包入适量韭菜馅，捏成包子状，再按扁，放入平底锅，用少量油煎至两面金黄即可盛出食用。

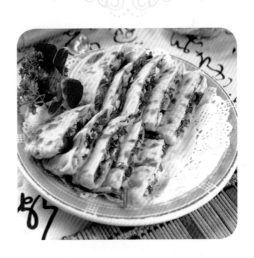

番茄

❀ 降血压、抗衰老

别　　　名	西红柿、洋柿子。
性味归经	性微寒，味甘、酸；归心、肺、胃经。
建议食用量	每天吃 2 ~ 3 个。

营养成分

蛋白质、脂肪、葡萄糖、蔗糖、维生素 B_1、维生素 B_2、维生素 C、纤维素和磷、钙、铁、锌等。

降压功效

番茄含糖量适度（为葡萄糖和果糖）及维生素 P，有类似阿司匹林的作用，可降低血液黏稠度，保护血管，能防治高血压。

降压良方

1. 每日清晨空腹吃番茄 1 ~ 2 个。

2. 番茄 500 克，蜂蜜 30 克。番茄洗干净，用沸水冲烫片刻，用温热水洗干净，连皮切成小块，放到家用果汁机里，快速绞打成浆汁，用洁净纱布过滤取汁，倒入杯里，倒入蜂蜜调匀即成。每天 1 剂，坚持常服。具有滋阴生津、利水降压等作用，比较适用于各型高血压等。

食用功效

番茄含有丰富的维生素、矿物质、碳水化合物、有机酸及少量的蛋白质，有促进消化、利尿、抑制多种细菌的作用。番茄中含有的维生素可以保护血管，治疗高血压，还有推迟细胞衰老、增加人体抗癌能力的作用。番茄中的胡萝卜素可维持皮肤弹性，促进骨骼钙化，防治儿童佝偻病、夜盲症和眼睛干燥症。

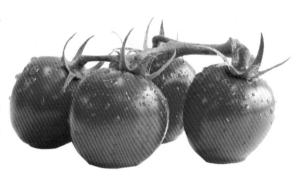

食用宜忌

不要吃不成熟的番茄，因为青色的番茄含有大量有毒的番茄碱，尤其是孕妇食用后，会出现恶心、呕吐、全身乏力等中毒症状，对胎儿发育有害。

经典论述

《陆川本草》："生津止渴，健胃消食。治口渴，食欲不振。"

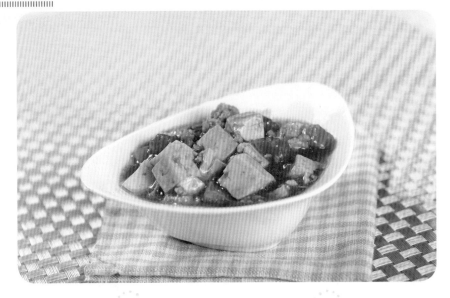

◆ 肉末番茄烧豆腐

主　料：猪肉馅 50 克，番茄 100 克，北豆腐 150 克。

辅　料：枸杞子 5 克，葱 5 克，姜 3 克，色拉油 10 克。

调　料：料酒 3 克，盐 5 克，酱油 5 克，白糖 2 克，胡椒粉 2 克，水淀粉 20 克，香油 2 克。

做　法：

1. 豆腐切成 1 厘米半见方的小块焯水。

2. 锅内放底油煸香葱姜，放入番茄酱炒出红油，下入豆腐，烹入料酒，加盐、味精、酱油、白糖和少许水，调好味，炖至汤汁收浓，勾芡，点少许香油即可。

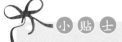

小贴士

豆腐烧制前用淡盐水焯下，这样可以除去豆腐的豆腥味。

黄瓜

降脂减肥又清热

别　　　名 胡瓜、刺瓜、青瓜。

性味归经 性凉，味甘；归脾、胃、大肠经。

建议食用量 每天约 100 ~ 500 克。

营养成分

蛋白质、糖类、维生素 B_2、维生素 C、维生素 E、胡萝卜素、烟酸、钙、磷、铁等。

降压功效

黄瓜中的固醇类成分能降低胆固醇。黄瓜富含的膳食纤维、钾和镁有益调节血压水平，预防高血压。近年来，人们又发现，黄瓜藤具有明显的扩张血管、减慢心率、降低胆固醇及降压作用，而无不良反应。

降压良方

1. 取黄瓜 1 小根洗净，先切丝再切粒，加入蒜泥 20 克和少许食盐拌匀后佐餐或单独食用。本方能解暑清肠，利尿降压。

2. 黄瓜藤 90 克，水煎服，每日 1 剂。

食用功效

黄瓜是低热量的美容减肥食品。黄瓜中的黄瓜酶，有很强的生物活性，能有效地促进人体的新陈代谢，用黄瓜捣汁涂擦皮肤，有润肤、舒展皱纹的功效；黄瓜中所含的丙氨酸、精氨酸和谷氨酰胺对肝脏患者，特别是对酒精性肝硬化患者有一定辅助治疗作用，可预防酒精中毒；黄瓜中所含的葡萄糖苷、果糖等不参与通常的糖代谢，故糖尿病患者以黄瓜代替淀粉类食物充饥，血糖非但不会升高，甚至会降低；黄瓜中所含的丙醇二酸，可抑制糖类物质转变为脂肪。此外，黄瓜中的纤维素对促进人体肠道内废物的排除、降低胆固醇也有一定作用。

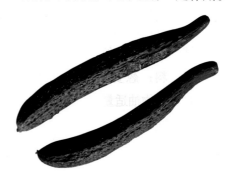

食用宜忌

宜食：适宜肥胖、高血压、高血脂、水肿、嗜酒者食用，是糖尿病患者首选的食品之一。

忌食：中医认为黄瓜性凉，胃寒患者生食易致腹痛泄泻。

营养食谱
||||||||||||||||||||||

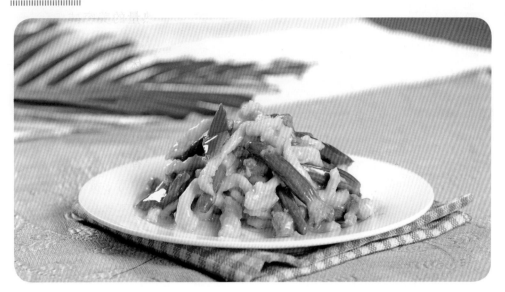

◆ 鸡丝炒黄瓜花

主　料：黄瓜花 200 克，鸡胸肉 150 克。

辅　料：红椒丝 25 克。

调　料：葱姜 10 克，盐 5 克，鸡粉 3 克，水淀粉 15 克，香油 2 克，植物油适量。

做　法：

1.将鸡胸肉改刀成鸡丝上浆过油至熟。

2.红椒改刀成丝过油。

3.锅内留底油，煸香葱姜，放入鸡丝、黄瓜花、红椒丝、盐、鸡粉、胡椒粉翻炒均匀，淋香油即可。

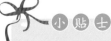

黄瓜花比较嫩，不要去过油或焯水，直接在锅中翻炒即可。

丝瓜

降压又美容

别　　　名　天罗、绵瓜、布瓜、天络瓜。

性味归经　性凉，味甘；归肝、胃、肺经。

建议食用量　每餐 100 ~ 300 克。

营养成分

蛋白质、脂肪、碳水化合物、钙、磷、铁及维生素 B_1、维生素 C，还有皂苷、植物黏液、木糖胶、丝瓜苦味质、瓜氨酸等。

降压功效

丝瓜含皂苷类物质，能把肠内的胆固醇结合成不易吸收的混合物排出体外，从而降低胆固醇和血压。

降压良方

鲜丝瓜根 90 克，鸭蛋 2 个，水煮服。治偏头痛。

药典论述

1.《本草纲目》："老者烧存性服，祛风化痰，凉血解毒杀虫，通经络，行血脉，下乳汁。"

2.《本经逢原》："丝瓜嫩者寒滑，多食泻人。"

食用功效

丝瓜中含防止皮肤老化的 B 族维生素、增白皮肤的维生素 C 等成分，能保护皮肤、消除斑块，使皮肤洁白、细嫩，是不可多得的美容佳品，故丝瓜汁有"美人水"之称。女士多吃丝瓜还对调理月经也有帮助。丝瓜藤茎的汁液具有保持皮肤弹性的特殊功效，能美容去皱；丝瓜提取物对乙型脑炎病毒有明显的预防作用，在丝瓜组织培养液中还提取到一种具抗过敏作用的物质。中医认为丝瓜性味甘凉，有清暑凉血、解毒通便、祛风化痰、下乳汁等功效。

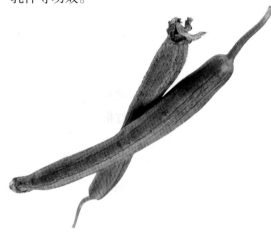

饮食宝典

丝瓜的味道清甜，烹制丝瓜时应尽量保持清淡，烹煮时不宜加酱油和豆瓣酱等口味较重的酱料，以免抢味。油要少用，可勾薄芡，用味精或胡椒粉提味，这样才能突出丝瓜香嫩爽口的特点。

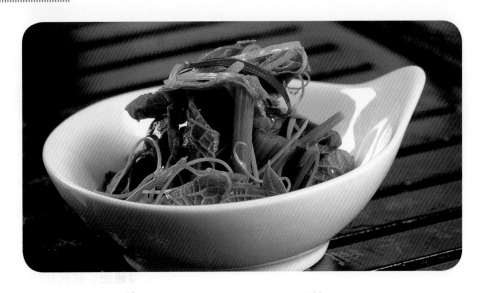

◆ **碧绿丝瓜尖**

主　料：丝瓜藤 200 克。

辅　料：红椒 10 克，黄椒 10 克。

调　料：盐 1 克，味精 1 克，香油 1 克，花椒油 1 克。

做　法：

1.将丝瓜尖去老根洗净焯水备用。

2.丝瓜尖加盐、味精、香油、花椒油拌匀即可。

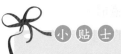 小贴士

丝瓜藤很嫩，焯水时不要时间太长，以免影响口感。

苦瓜

脂肪克星

别　　　名　凉瓜、锦荔枝、癞葡萄、癞瓜。

性味归经　性寒，味苦；归心、肝、脾、胃经。

建议食用量　鲜品每次 100 ~ 500 克，干品每次 50 ~ 100 克。

营养成分

蛋白质、脂肪、碳水化合物、粗纤维、胡萝卜素、维生素 B_1、维生素 B_2、维生素 C、维生素 E 及尼古酸等多类维生素，其中维生素 C 的含量每 100 克可达 56 毫克。

降压功效

苦瓜粗提取物含类似胰岛素物质，有明显的降血糖作用。

降压良方

苦瓜 100 克，鲜山药 50 克，牛奶 200 克，蜂蜜 20 克。苦瓜剖开去籽、洗干净，切成片；山药去皮、洗干净，切成小块，和苦瓜、牛奶一起入家用果汁机里，快速搅成浆汁，入锅里煮沸，调入蜂蜜饮用。每天一剂，分早晨和晚上两次饮用。具有涤热清心、益气降压等作用，比较适用于各型高血压。

食用功效

苦瓜中的苦瓜苷和苦味素能增进食欲，健脾开胃；所含的生物碱类物质奎宁，有利尿活血、消炎退热、清心明目的功效；苦瓜中的蛋白质及大量维生素 C 能提高人体的免疫功能；从苦瓜籽中提炼出的胰蛋白酶抑制剂，可以抑制癌细胞所分泌出来的蛋白酶，阻止恶性肿瘤生长；苦瓜的新鲜汁液，含有苦瓜苷和类似胰岛素的物质，具有良好的降血糖作用，是糖尿病患者的理想食品。

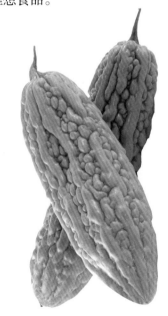

食用宜忌

宜食：适宜糖尿病、高血压、高血脂患者。

忌食：苦瓜性凉，脾胃虚寒者不宜多食。

营养食谱

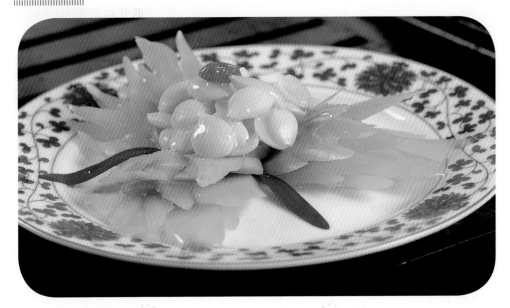

◆ 杏仁拌凉瓜

主　料：凉瓜 200 克。

辅　料：杏仁 20 克。

调　料：盐 2 克，味精 1 克，香油适量。

做　法：

1. 将凉瓜洗净改刀切成片焯水备用。

2. 杏仁泡淡盐水 20 分钟与凉瓜一起放容器中加盐、味精、香油拌匀即可。

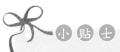

小贴士

凉瓜切得厚一些，焯水的时候轻烫，可以减少原料本身的营养流失。

冬瓜

降压减肥兼美容

别　　名　白瓜、枕瓜、东瓜。

性味归经　性凉，味甘；归肺、大
　　　　　肠、小肠、膀胱经。

建议食用量　每天 100 ~ 500 克。

营养成分

蛋白、糖、粗纤维、灰分、钙、磷、铁、胡萝卜素、硫胺素、核黄素、烟酸、维生素 C 等。

降压功效

由于冬瓜含维生素 C 较多，且钾含量高，钠盐含量低，所以最适合需低钠食物的高血压患者。

降压良方

1. 冬瓜 500 克，草鱼 (以鱼尾为好)250 克。先将草鱼去肠肚，洗净，油煎至金黄色，再与冬瓜一起，加入适量清水，炖约 3 ~ 4 个小时，最后放少许盐调味。这是民间治疗高血压头痛眼花的验方。

2. 冬瓜皮、西瓜皮、白茅根各 20 克，玉米须 15 克，赤小豆 90 克。将以上各物一同放入锅内煎煮为汤，每日 1 剂，分 3 次饮用。本饮有清热止渴利水的功效，适用于暑热伤津，肺胃燥热，消渴，高血压及肥胖症等。

食用功效

冬瓜含有的膳食纤维可以帮助消化，且含维生素 C 和钾盐较多，钠盐含量较低，高血压、肾脏病、浮肿病等患者食之，可达到消肿的作用。冬瓜中所含的丙醇二酸，能有效地抑制糖类转化为脂肪，加之冬瓜本身含脂肪少，热量不高，对于防止人体发胖有益，还有助于体形健美。冬瓜性凉味甘，清热生津、消暑除烦效果佳，在夏日服食尤为适宜。

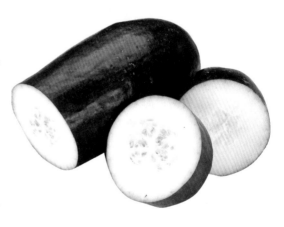

饮食宝典

将冬瓜籽晒干研细末，调入牛奶、豆浆或其他食品中，每日早晚各服一次，每次 6 ~ 10 克，连续服食两个月，可令皮肤白皙、细腻光滑，起到延缓衰老之功效。

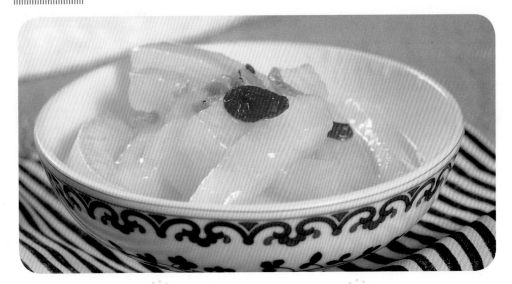

◆ **海米冬瓜**

主　料：冬瓜 350 克。

辅　料：海米 15 克。

调　料：葱姜 5 克，盐 4 克，鸡粉 3 克，水淀粉 20 克，香油 2 克，植物油适量。

做　法：

1. 将冬瓜去皮改刀成长 5 厘米的条。

2. 海米用水泡发好。

3. 锅内放入少许油，放入葱姜、海米煸香，放冬瓜烹料酒、盐、鸡粉、胡椒粉，加少许水调好味，炖至冬瓜软烂汤汁浓稠后，勾少许芡淋香油即可。

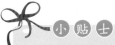

冬瓜要选用小茸毛的青皮冬瓜，这样的冬瓜肉质嫩容易软烂。

白萝卜

降脂又降压

别　　名	莱菔。
性味归经	性凉，味甘、辛；归脾、胃、肺、大肠经。
建议食用量	每餐 100 ~ 200 克。

营养成分

蛋白质、糖类、碳水化合物、维生素以及矿质元素等营养成分。

降压功效

含丰富的维生素 C 和钾，能有效预防高血压病，提高抗病能力。

降压良方

1. 白萝卜 750 克，荸荠 500 克，蜂蜜 50 毫升。前两种原料切碎捣烂，置消毒纱布中拧汁，去渣，加入蜂蜜，1 日内分 2 ~ 3 次服完。

2. 白萝卜汁，藕汁各 25 毫升，调匀服下，每天早晨和晚上各 1 次，连续服用。治高血压性头晕。

实用小窍门

新鲜白萝卜，色泽嫩白、根须笔直、分量较重。捏起来表面比较硬实。如果白萝卜表面的气眼排列均匀，并在一条直线上，大多数情况下是甜心白萝卜，反之，则可能会有些辣。

食用功效

白萝卜中的芥子油能促进胃肠蠕动，增进食欲，帮助消化；白萝卜中的淀粉酶能分解食物中的淀粉，使之得到充分的吸收；白萝卜含有木质素，能提高巨噬细胞的活力，吞噬癌细胞。此外，白萝卜所含的多种酶，能分解致癌的亚硝胺，具有防癌作用。白萝卜还可以降低胆固醇，防止胆结石形成。

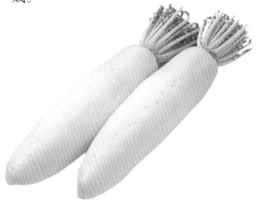

食用宜忌

白萝卜可生食、炒食、煮食，或煎汤、捣汁饮，做药膳，或外敷患处。烹饪中也可作配料和点缀。白萝卜种类较多，生吃以汁多辣味少者为好，平时不爱吃凉性食物者以熟食为宜。

药典论述

《随息居饮食谱》："治咳嗽失音、咽喉诸病，解煤毒、茄毒。熟者下气和中，补脾运食，生津液，御风寒，止带浊，泽胎养血。"

营养食谱

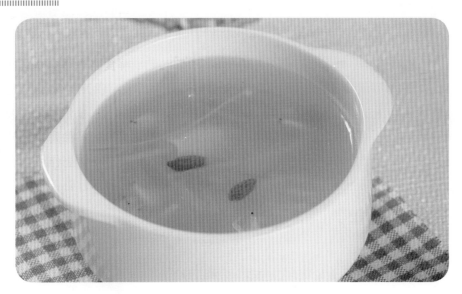

◆ **百合萝卜汤**

主　料：白萝卜 150 克，鲜百合 20 克，虾皮 10 克，马蹄 20 克。

辅　料：葱 5 克，姜 3 克。

调　料：盐 3 克，牛肉粉 2 克，鱼露 3 克，香油 3 克。

做　法：

1. 青萝卜洗净去皮切粗丝，百合洗净掰成片。

2. 锅中放入清水、姜、葱粒烧开。

3. 放入萝卜丝、虾仁、马蹄、百合，加盐、牛肉粉、鱼露调味，再次煮开后淋入香油即可。

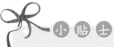

萝卜丝要焯下水去除生萝卜味。百合最后放，时间长了容易变黑。

胡萝卜

抗癌又降压

别　　　名 黄萝卜、金笋、丁香萝卜、药萝卜。

性味归经 性平，味甘；归肺、脾、肝经。

建议食用量 每次 100 ~ 200 克。

营养成分

胡萝卜素、蛋白质、脂肪、钙、铁、磷、槲皮素、木质素、干扰素诱生剂等。

降压功效

胡萝卜素中含的槲皮素、山柰酚能增加冠状动脉血流量，降低血脂，促进肾上腺素的合成，因而有降压强心的作用。胡萝卜中含有琥珀酸钾盐，有助于防止血管硬化，降低胆固醇及有降低血压的作用。是高血压、冠心病患者的食疗佳品。

降压良方

胡萝卜 500 克，黄瓜 100 克，打汁饮服。具有滋补凉血，降低血脂、血压，防治肥胖症之效。适用于高血压、血脂偏高、体胖者，每天 1 ~ 2 次饮服。

食用功效

胡萝卜含有大量胡萝卜素，有补肝明目的作用，可治疗夜盲症；胡萝卜含有植物纤维，吸水性强，在肠道中体积容易膨胀，是肠道中的"充盈物质"，可加强肠道的蠕动，从而利膈宽肠，通便防癌；胡萝卜中含有的大量胡萝卜素，摄入人体消化器官后，可以转化为维生素 A，是骨骼正常生长发育的必需物质，有助于细胞增殖与生长，对促进婴幼儿的生长发育具有重要意义；胡萝卜中的木质素也能提高人体免疫机制，间接消灭癌细胞。

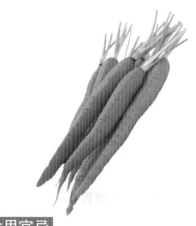

食用宜忌

胡萝卜适宜高血压、夜盲症、干眼症患者以及营养不良、食欲不振者、皮肤粗糙者食用。

胡萝卜最好炒熟后食用，因为胡萝卜中所含的是脂溶性的维生素，与油混合后有利于吸收。

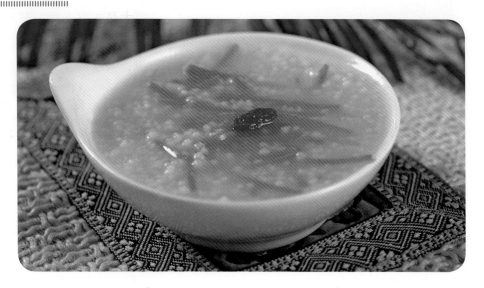

◆ 胡萝卜小米粥

主　料：小米 100 克，胡萝卜 100 克，矿泉水适量。

做　法：

1. 小米洗净，胡萝卜去皮切丝。

2. 把水烧开加入小米和胡萝卜丝同煮 15 分钟，小米软糯即可。

此粥具有健胃、补脾、降压、助消化的功效。适用于高血压、糖尿病患者、有脾虚而消化不良者。常服有延年益寿之功。

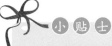

切记胡萝卜不能焯水，焯水会破坏胡萝卜素的成分。

茄子

保持血管弹性

别　　　名 落苏、茄瓜。

性味归经 性凉，味甘；归脾、胃、大肠经。

建议食用量 每次 100 ~ 200 克。

营养成分

蛋白质、脂肪、碳水化合物、维生素以及钙、磷、铁和花青素等。

食用功效

具有突出的清热解毒、软化血管、活血散瘀、宽肠利气、祛风通络功能，对防治大便干结、血管硬化、高血脂、高血压、糖尿病以及肥胖、消化系统肿瘤等症，有显著的食疗功效。

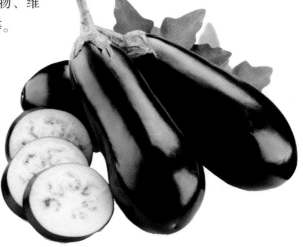

降压功效

茄子含丰富的植物化学物质，这种物质能增强人体细胞间的黏着力，增强毛细血管的弹性，降低毛细血管的脆性及渗透性，防止微血管破裂出血，使心血管保持正常的功能。

降压良方

鲜茄子 250 克，鲜芹菜 200 克，水煎当茶饮，用于头疼或者高血压患者。

烹饪锦囊

茄子遇热极易氧化，颜色会变黑而影响美观，如果烹调前先放入热油锅中稍炸，控油后再与其他的材料同炒，则不容易变色；茄子切成块或片后，由于氧化作用会很快由白变褐，如果将切成块的茄子立即放入水中浸泡，待做菜时再捞起滤干，也可避免茄子变色。

营养食谱

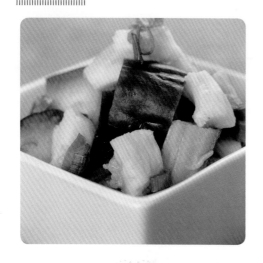

◆ 蒸茄子

主　料：茄子250克。

调　料：盐、香油、蒜蓉各适量。

做　法：

1. 茄子洗净后切成大条状，放入碗中，入蒸笼蒸20分钟左右。

2. 将蒸熟的茄子取出，趁热放盐，淋上香油和蒜蓉即成。

◆ 鱼肉拌茄泥

主　料：茄子半个，净鱼肉30克。

调　料：盐、香油各少许。

做　法：

1. 茄子洗净，放入沸水锅中煮至熟烂，去皮压成茄泥。

2. 净鱼肉切成小粒，用热水焯熟。

3. 将晾凉后的茄泥与鱼肉混合，加入一点点盐和香油即可。

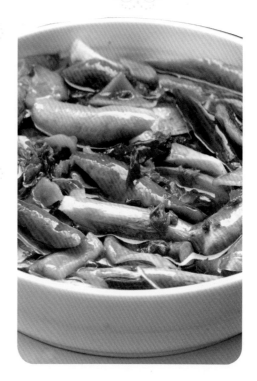

小贴士

此菜具有清热消痈的功效。

莴笋

————▶ 降血压调心智

别　　名	莴苣、春菜、生笋、莴菜、茎用莴苣、青笋、香马笋。
性味归经	性凉，味甘、苦；归肠、胃经。
建议食用量	每次100～200克。

营养成分

钙、胡萝卜素、维生素C、蛋白质、脂肪、糖类、磷、钾和维生素 B_1、维生素 B_2、维生素PP、苹果酸等。

降压功效

莴笋含钾量较高，有利于促进排尿，减少对心房的压力，对高血压和心脏病患者极为有益。

降压良方

莴苣250克，香油、味精、料酒、醋各适量，盐少量。将莴苣去掉老根和外层硬质皮后，洗干净，浸入沸水里10～15分钟后捞出来，叶撕成小片、茎切为细丝；将茎、叶混合入盘，放入盐、味精、料酒、香油调匀，盖盖焖置片刻，食时依据口味加醋即成。具有清热消暑、健脾利尿、降低血压之效。比较适用于高血压、脾虚小便不利者佐餐食服。

食用功效

莴笋味道清新且略带苦味，可刺激消化酶分泌，增进食欲，其皮和肉之间的乳状浆液，可促进胃酸、胆汁等消化液的分泌，从而促进各消化器官的功能，对消化功能减弱、消化道中酸性降低和便秘的患者尤其有利。莴笋钾含量大大高于钠含量，有利于体内的水电解质平衡，促进排尿和乳汁的分泌。对高血压、水肿、心脏病患者有一定的食疗作用。莴笋中含有少量的碘元素，它对人体的基础代谢、心智和情绪都有重大影响。

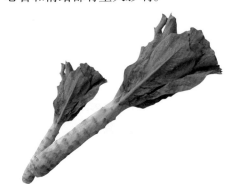

食用宜忌

宜食：小便不通、尿血及水肿、糖尿病和肥胖、神经衰弱症、高血压、心律不齐、失眠患者食用；妇女产后缺奶或乳汁不通也宜食用；酒后食用可解酒；儿童少年生长发育期时食用更佳。

忌食：多食使人目糊，停食自复，故视力弱者不宜多食，有眼疾特别是夜盲症的人也应少食。

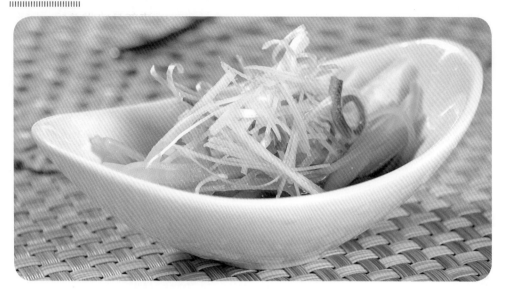

◆ **油泼莴笋**

主　　料：嫩莴笋 500 克。

辅　　料：葱 10 克，姜 5 克，红椒 3 克，香油 3 克。

调　　料：橄榄油 5 克，盐 5 克，生抽 10 克，花椒 3 克。

做　　法：

1. 嫩莴笋去皮切成丝焯水放入盘中。

2. 红辣椒顶刀切碎。

3. 锅内放橄榄油，煸香花椒和红椒碎，放入葱姜、生抽、香油调成汁淋在青笋上即可。

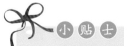 小贴士

花椒要慢火才能煸出香味，火大容易糊变苦。

苋菜

➤ 减肥又降压

别　　　　名	青香苋、红苋菜、红菜、野刺苋、米苋。
性 味 归 经	性凉，味微甘；归肺、大肠经。
建议食用量	每餐50～100克。

营养成分

蛋白质、脂肪、无机盐、糖、粗纤维和多种维生素等营养成分，其中叶和种子含有高浓度赖氨酸，可补充谷类食物中氨基酸的组成缺陷。

降压功效

苋菜富含的镁对心脏活动具有重要的调节作用，可预防动脉硬化，扩张血管，有效防止高血压病及心肌梗死。

生活实用小窍门

苋菜叶薄、平的嫩，厚、皱的老。用手紧握苋菜，手感软的嫩，硬的老。用保鲜膜包裹，根部朝下，直立放入冰箱冷藏。

食用功效

苋菜能补气、清热、明目、滑胎、利大小肠，且对牙齿和骨骼的生长可起到促进作用，并能维持正常的心肌活动，防止肌肉痉挛。还具有促进凝血、增加血红蛋白含量并提高携氧能力、促进造血等功能。也可以减肥清身，促进排毒，防止便秘。

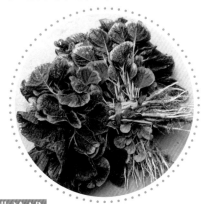

药典论述

1.《随息居饮食谱》："苋通九窍。其实主青盲明目，而苋字从见。"

2.《本草衍义补遗》："苋，下血而又入血分，且善走，与马齿苋同服下胎，妙，临产者食，易产。"

3.《滇南本草》："治大小便不通，化虫，祛寒热，能通血脉，逐瘀血。"

食用宜忌

宜食：适合老年人、幼儿、妇女、减肥者食用。在夏季食用红苋菜对于清热解毒，治疗肠炎痢疾以及大便干结和小便赤涩有显著作用。

忌食：慢性腹泻、脾弱便溏者慎服。

营养食谱

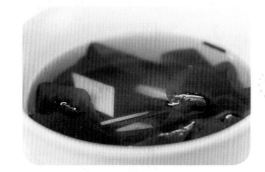

🎀 小 贴 士

此汤具有补气、清热、益肾气、健脾胃的功效。

◆ 红苋菜山药汤

主　料：红苋菜 150 克，山药 100 克。

调　料：姜丝、葱丝、盐、味精、胡椒粉各适量。

做　法：

1. 红苋菜洗净，切段。

2. 山药洗净，去皮切菱形片。

3. 锅置火上，倒入适量水烧开，放入山药片煮熟后捞出，另换凉水再放入山药，加入调料烧开，放入红苋菜、姜丝、葱丝、盐、味精、胡椒粉煮熟即可。

◆ 苋菜香米粥

主　料：香米 60 克，红豆 40 克。

辅　料：苋菜 40 克。

调　料：姜丝、葱丝、盐、味精、胡椒粉各适量。

做　法：

1. 香米、红豆分别淘洗干净。

2. 苋菜洗净，切小段。

3. 锅置火上，加入适量水，放入小豆煮 15 分钟，再放入香米煮 20 分钟至稠，加入苋菜段、姜丝、葱丝、盐、味精、胡椒粉搅匀即可。

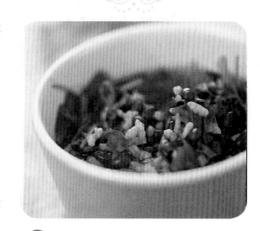

🎀 小 贴 士

此粥具有清热解毒、治痢的功效。

竹笋

●──滋阴降压佳品

别　　　名　笋、毛笋、竹芽、竹萌。

性味归经　性微寒，味甘；归胃、肺经。

建议食用量　每餐 100 ~ 250 克。

营养成分

蛋白质、氨基酸、脂肪、糖类、钙、磷、铁、胡萝卜素和维生素 B_1、维生素 B_2、维生素 C 等。

降压功效

竹笋具有低糖、低脂的特点，富含植物纤维，可降低体内多余脂肪，消痰化瘀滞，治疗高血压、高血脂、高血糖症状。

降压良方

鲜竹笋 3 ~ 5 克，清水 500 毫升。将鲜竹笋剁碎为末；置锅于旺火上，加入清水及笋末，烧至水沸起锅，待温倒入茶杯即成。具有清热利尿，降低血脂、血压、胆固醇之效。适用于高血压者每日早、中、晚饭后 1 小时左右，且经常作茶慢慢饮服。

药典论述

《饮膳正要》："主消渴，利水道，益气，多食发病。"

食用功效

竹笋具有滋阴凉血、和中润肠、清热化痰、解渴除烦、清热益气、利膈爽胃、利尿通便、解毒透疹、养肝明目、消食的功效，还可开胃健脾、宽肠利膈、通肠排便、开膈豁痰、消油腻、解酒毒。

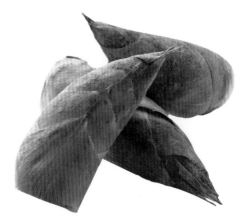

生活实用小窍门

笋壳色泽鲜黄或淡黄略带粉红、完整且饱满光洁的质量较好。根部的"痣"红的竹笋鲜嫩，节与节之间距离越近越嫩。鲜竹笋存放时不要剥壳，否则会失去清香味，放在阴凉干燥处即可。

饮食宝典

竹笋含有丰富的粗纤维和草酸，患有胃溃疡、胃出血、肾炎、肝硬化、肠炎、尿路结石者，以及低钙、骨质疏松、佝偻病的人不宜多吃，以免影响钙的吸收。

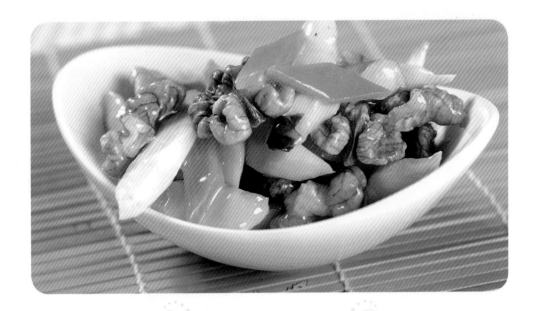

◆ **核桃仁炒脆笋**

主　料：脆笋 250 克，核桃仁 150 克。

辅　料：胡萝卜花 50 克。

调　料：盐 4 克，味精 4 克，白糖 2 克，淀粉 5 克，植物油适量。

做　法：

1. 脆笋切条飞水备用，胡萝卜切花。

2. 锅内放入油、放入脆笋、核桃仁、胡萝卜花煸炒，放入盐、味精、白糖炒熟放入淀粉勾芡出锅即可。

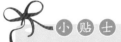 小贴士

核桃仁先用油炸熟再炒制，这样会更香。

山药

❖ 补"肺脾肾"的降压药

别　　　名 薯蓣、山芋、薯药、大薯、山藷。

性味归经 性平，味甘；归肺、脾、肾经。

建议食用量 每餐100～250克。

营养成分

粗蛋白质、粗纤维、淀粉、糖、钾、磷、钙、镁、铁、锌、铜、锰等。

降压功效

山药几乎不含脂肪，而且所含的黏蛋白能预防心血管系统的脂肪沉积，防止动脉过早地发生硬化。山药含有皂苷能够降低胆固醇和甘油三酯，对高血压和高血脂等病症有改善作用。

降压良方

诸风眩晕，益精髓，壮脾胃：薯蓣粉，同曲米酿酒；或同山茱萸、五味子、人参诸药浸酒煮饮。（《本草纲目》山药酒）

经典论述

1.《本草纲目》："益肾气，健脾胃，止泄痢，化痰涎，润皮毛。"

2.《日华子本草》："助五脏，强筋骨，长志安神，主泄精健忘。"

食用功效

山药含有淀粉酶、多酚氧化酶等物质，有利于脾胃对食物的消化吸收，是一味平补脾胃的药食两用之品，不论脾阳亏或胃阴虚，皆可食用，临床上常用于治疗脾胃虚弱、食少体倦、泄泻等病症；山药含有多种营养素，有强健身体、滋肾益精的作用；山药含有皂苷、黏液质，有润滑、滋润的作用，故可益肺气，养肺阴，治疗肺虚久咳之症。近年研究发现，山药还具有镇静作用。

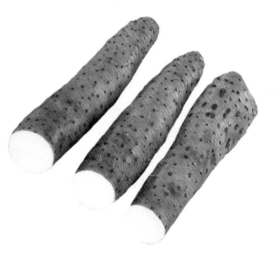

食用宜忌

山药烹调的时间不要过长，因为久煮容易使山药中所含的淀粉酶遭到破坏，降低其健脾、帮助消化的功效，还可能同时破坏其他不耐热或不宜久煮的营养成分，造成营养素的流失。

营养食谱

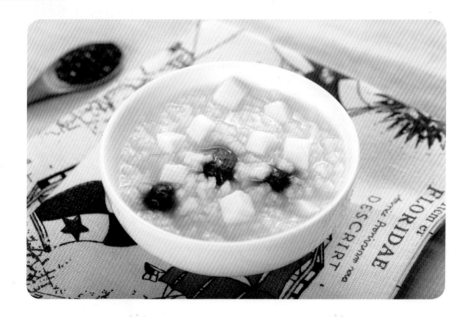

◆ **薏米山药粥**

主　料：薏米 80 克，山药 150 克。

辅　料：小枣 20 克。

调　料：冰糖适量。

做　法：

1.薏米洗净小枣洗净。

2.山药去皮切小滚刀块。

3.先将薏米倒入锅中加水烧开，转小火 30 分钟加入山药、小枣，用小火慢熬等食物煮烂加入冰糖即可。

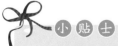

小枣可以去核煮，这样烂得快一些。

土豆

保持血管弹性

别　　名	马铃薯、洋芋、地蛋、山药蛋。
性味归经	性平、微凉，味甘；归脾、胃、大肠经。
建议食用量	每餐100~200克。

营养成分

淀粉、膳食纤维素、胶质、蛋白质、脂肪、磷、钙、铁、钾、多类维生素与柠檬酸、土豆素等。

降压功效

土豆中钾和钙的平衡对于心肌收缩有显著作用，能防止高血压。土豆能供给人体大量有特殊保护作用的黏液蛋白，预防心血管系统脂肪沉积，保持血管的弹性。土豆所含的钾能取代体内的钠，同时能将钠排出体外，有利于高血压和肾炎水肿患者的康复。

降压良方

将土豆洗净，去皮，用擦菜板擦成丝，用刀剁碎取汁，然后加入酸奶混合即可食用。本方具有稳定血压的功效。

生活实用小窍门

颜色浅黄、个头结实、没有长芽者为佳。避光、通风、干燥处保存。

食用功效

土豆含有大量淀粉以及蛋白质、B族维生素、维生素C和钾等，能促进脾胃的消化功能；土豆含有大量膳食纤维，能宽肠通便，帮助人体及时排泄代谢毒素，防止便秘，预防肠道疾病的发生；土豆能供给人体大量有特殊保护作用的黏液蛋白，能促使消化道、呼吸道以及关节腔、浆膜腔的润滑，预防心血管系统的脂肪沉积，保持血管的弹性，有利于预防动脉粥样硬化的发生。土豆是一种碱性食品，有利于体内酸碱平衡，中和体内代谢后产生的酸性物质，从而有一定的美容、抗衰老作用。

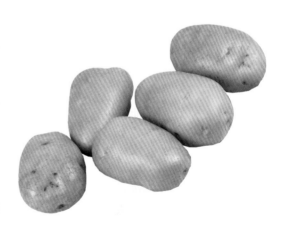

食用宜忌

土豆发芽，须深挖及削去芽附近的皮层，再用水浸泡，长时间煮，以清除和破坏龙葵碱，防止多食中毒。脾胃虚寒易腹泻者应少食。

营养食谱

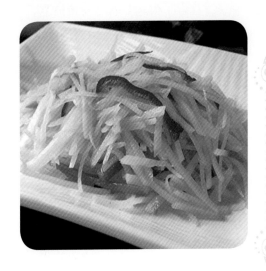

◆ 鲜奶土豆泥

主　料：土豆 200 克。

辅　料：牛奶 50 克，蜂蜜 2 克。

调　料：白糖 5 克，三花淡奶 10 克。

做　法：

1. 土豆洗净蒸熟过萝成土豆泥。

2. 放在容器中加白糖、蜂蜜、三花淡奶搅拌均匀。

3. 拌好的土豆泥放入碗中倒入少量牛奶即可。

◆ 醋熘土豆丝

主　料：土豆 2 个。

辅　料：青红尖椒少许。

调　料：醋、精盐、生抽、味精、植物油各适量。

做　法：

1. 土豆切丝，放入水中浸泡，洗掉淀粉。

2. 在油锅内放入干辣椒翻炒几下，再放入土豆丝翻炒，加醋、精盐、生抽和味精，炒几下即可。

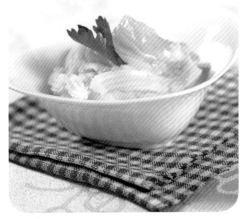

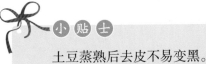

小贴士

土豆蒸熟后去皮不易变黑。

莲藕

净化血液降血压

别　　　名 连菜、藕、菡萏、芙蕖。

性味归经 性寒，味甘、涩；归心、脾、胃经。

建议食用量 每餐 100 ~ 200 克。

营养成分

蛋白质、脂肪、碳水化合物、粗纤维、灰分、钙、磷、铁、胡萝卜素、硫胺素、核黄素、烟酸、抗坏血酸等。

降压功效

莲藕中含有黏液蛋白和膳食纤维，能与人体内胆酸盐、食物中的胆固醇及三酰甘油结合，使其从粪便中排出，从而减少脂类的吸收。

降压良方

1. 鲜藕 1250 克，切成条或片状；生芝麻 500 克，压碎后，放入藕条（片）中，加冰糖 500 克，上锅蒸熟，分成 5 份，凉后饮用，每天 1 份。

2. 每天取藕节 3 ~ 4 个，用水煎服，14 日为 1 疗程。

3. 莲子心 5 ~ 9 克，代茶饮。

食用功效

具有清热生津、凉血、活血散瘀、健脾益胃、润五脏、提高抗超氧化物歧化酶（SOD）活性、净化血液、降低血压、降低血脂、防止血栓形成及防癌、抗癌、解酒毒功能，对防治暑热烦渴、脾虚久泻、大便带血及胃和十二指肠溃疡、高血压、高血脂、动脉硬化、血栓形成、癌肿、酒精中毒等症，有较好的食疗功效。

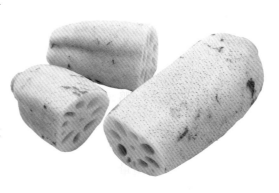

食用宜忌

宜食：老幼妇孺、体弱多病者尤宜，特别适宜高热、高血压、肝病、食欲不振、缺铁性贫血、营养不良者。

忌食：莲藕性寒，生吃清脆爽口，但碍脾胃。脾胃消化功能低下、大便溏泄者不宜生吃。

营养食谱

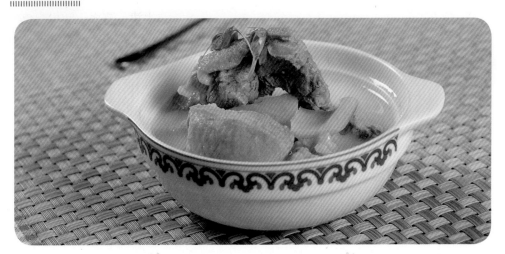

◆ **莲藕老鸭汤**

主 料：麻鸭 500 克。

辅 料：莲藕 250 克，枸杞子 3 克。

调 料：葱姜各 10 克，盐 5 克，鸡粉 3 克，胡椒粉 2 克，料酒、植物油各适量。

做 法：

1. 将麻鸭宰杀洗净，剁成块，焯水。

2. 莲藕去皮洗净，改刀成滚刀块，焯水备用。

3. 锅内放入少量的油煸香葱姜，放入鸭块，烹料酒、盐、鸡粉和水烧开，撇沫转小火炖至汤乳白、麻鸭快成熟时，加入莲藕炖软烂即可。

小贴士

老鸭皮下脂肪比较厚，焯水后入锅中煸炒下，鸭油煸出后再炖，这样的鸭汤浓白不腻。

洋葱

❀❀❀ 天然的血液稀释剂

别　　　名　洋葱头、玉葱、圆葱、球葱、葱头。

性 味 归 经　性温，味甘、微辛；归肝、脾、胃、肺经。

建议食用量　每餐 50 ~ 100 克。

营养成分

蛋白质、粗纤维、糖类、维生素 A、维生素 B、维生素 C、磷、钙、铁及多类氨基酸与咖啡酸、柠檬酸、槲皮酸、苹果酸等。

降压功效

洋葱中的环蒜氨酸与硫氨基酸能溶解血栓，抑制高脂肪饮食导致的血胆固醇升高，可以改善动脉粥样硬化。洋葱中富含钙，经常吃洋葱可以补钙，起到辅助降压的功效。常吃洋葱和洋葱配入的菜肴，可以使血压稳定在正常范围。

降压良方

洋葱适量，切细后放于茶壶，加入八分水用火煮，沸腾后用弱火煨，煎到水只剩下一半为止，每天代茶喝 1 ~ 3 杯。两顿饭中喝最有效。适用于高血压，头晕，肩胛酸痛。有食积，脾湿的患者尤为合适。

食用功效

洋葱不含脂肪，其精油中含有可降低胆固醇的含硫化合物的混合物，可用于治疗消化不良、食欲不振、食积内停等症。洋葱既能对抗人体内儿茶酚胺等升压物质的作用，又能促进钠盐的排泄，从而使血压下降，经常食用对高血压、高血脂等心脑血管病患者都有保健作用。

紫皮洋葱营养成分更高，根据皮色，洋葱可分为白皮、黄皮和紫皮三种。从营养价值的角度评估，紫皮洋葱的营养更好一些。这是因为紫皮洋葱相对于其他两个品种的洋葱味道更辛辣，这就意味着其含有更多的蒜素。此外，紫皮洋葱的紫皮部分含有更多的槲皮素。

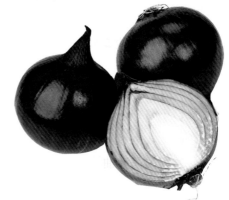

食用宜忌

洋葱不可过量食用，因为它易产生挥发性气体，过量食用会导致胀气和排气过多，给人造成不快。

营养食谱

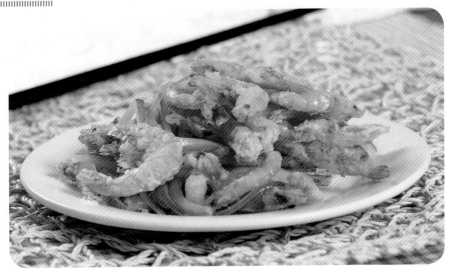

◆ 洋葱炒湖虾

主　料：小湖虾 200 克。

辅　料：洋葱丝 30 克，香菜 20 克。

调　料：盐 5 克，鸡粉 3 克，香油 3 克，料酒 5 克，植物油适量。

做　法：

1. 小湖虾清洗干净，洋葱改刀成丝，香菜洗净切段。

2. 将小湖虾拍干淀粉炸成金黄色控油。

3. 锅内留底油煸香葱头放入炸好的小湖虾烹料酒加盐、鸡粉、胡椒粉翻炒几下入味后撒香菜即可。

小贴士

小湖虾要新鲜不黑头，制作前用盐、料酒腌制一下，这样的味道会更好。

黄豆芽

·❀·防治心脑血管硬化

别　　　名　如意菜。

性 味 归 经　性凉，味甘；归脾、大肠经。

建议食用量　每餐 100 ～ 200 克。

营养成分

蛋白质、脂肪、糖、粗纤维、钙、磷、铁、胡萝卜素、维生素 B_1、维生素 B_2、烟酸、维生素 C 等。

降压功效

豆芽中所含的维生素 E 能保护皮肤和毛细血管，防止动脉硬化，防治老年高血压。

降压良方

1. 黄豆芽 500 克，植物油、细盐、酱油、葱适量，素炒黄豆芽，佐膳食。

2. 黄豆芽水煎 3 ～ 4 小时，温服，连服数次。

经典论述

《本草纲目》："唯此芽类白美独异，食后清心养身，具有'解酒毒、热毒，利三焦'之功"。

食用功效

黄豆芽具有清热明目、补气养血、防止牙龈出血、预防心血管硬化及降低胆固醇等功效；春天是维生素 B_2 缺乏症的多发季节，春天多吃些黄豆芽可以有效地防治维生素 B_2 缺乏症；黄豆芽还是美容食品，常吃能使头发保持乌黑光亮，对面部雀斑有较好的淡化效果。吃黄豆芽对青少年生长发育、预防贫血等大有好处。常吃黄豆芽还有健脑、抗疲劳、抗癌等作用。

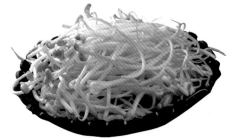

食用宝典

烹调黄豆芽不可加碱，可加少量食醋，这样才能保持 B 族维生素不被破坏。

烹调过程要迅速，或用油急速快炒，或用沸水略氽后立刻取出调味食用。

不要食用无根豆芽，因为无根豆芽在生长过程中可能喷洒了除草剂，而除草剂一般都有致癌、致畸、致突变的作用。

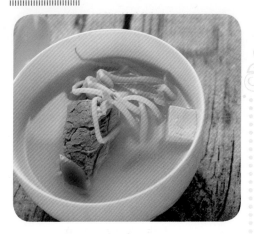

◆ 黄豆芽排骨豆腐汤

主　料：豆腐 1 盒，黄豆芽 200 克，排骨 400 克，青椒 150 克。

调　料：高汤、香葱段、姜片、盐、胡椒粉各适量。

做　法：

1. 豆腐洗净，切块；青椒洗净，去籽，切丝；黄豆芽洗净，备用。

2. 排骨洗净切小块，在锅中焯烫一下，冲去血水，捞出。

3. 将高汤煮沸，下排骨、黄豆芽、姜片，转小火，煮约 30 分钟，放豆腐、青椒丝，加入盐、胡椒粉、香葱段，搅匀即可。

◆ 鲜蘑黄豆芽汤

主　料：蘑菇、猪肉各 50 克，黄豆芽 100 克。

调　料：植物油、酱油、醋、盐、白糖、香油、水淀粉、姜、高汤、料酒各适量。

做　法：

1. 黄豆芽洗净，择去根部，沥干水分；蘑菇洗净，切片；姜洗净，切成细丝；猪肉洗净，切成丝。

2. 锅置火上，放入适量植物油烧热后，爆香姜丝，下入猪肉丝；用中火炒，肉变白色时放入黄豆芽、蘑菇片翻炒片刻。

3. 加高汤、酱油、料酒，以大火煮沸，转小火煮沸 2 分钟，待黄豆芽梗呈透明状时，加入醋、白糖和盐调味，用水淀粉勾芡，淋入香油即可。

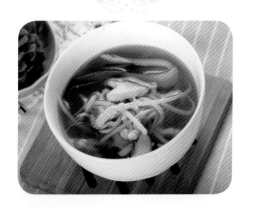

平菇

低脂低热降血压

别　　　名　侧耳、耳菇、青蘑、薄菇、蚝菇。

性味归经　性平，味甘；归肝、胃经。

建议食用量　每次约100克。

营养成分

蛋白质、脂肪、碳水化合物、纤维素、灰分、维生素、钾、钠、钙、镁、锰、铜、锌、硫、平菇素。

降压功效

平菇中含有一种特殊成分——酪氨酸酶，它具有降低胆固醇和血压的作用。

生活实用小窍门

挑选平菇时应选择形状整齐不缺边，颜色正常，质地脆嫩而肥厚，气味纯正、无杂味，菌伞的边缘向内卷曲的购买。

降压良方

鲜蘑菇煮汤喝。

经典论述

1.《医学入门》："悦神，开胃，止泻，止吐。"

2.《生生编》："益肠胃，化痰，理气。"

食用功效

平菇含有具有抗癌作用的硒、多糖体等物质，对肿瘤细胞有很强的抑制作用，且具有免疫特性；平菇含有的多种维生素及矿物质，具有改善人体新陈代谢、增强体质、调节自主神经功能等作用，故可作为体弱患者的营养品，对肝炎、慢性胃炎、胃和十二指肠溃疡、软骨病、高血压等都有疗效，对降低血胆固醇和防治尿道结石也有一定效果，对妇女更年期综合征可起调理作用。

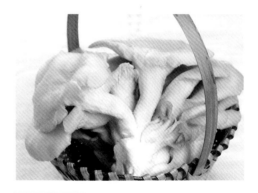

食用宜忌

小心平菇孢子危害：平菇孢子会对气管、肺组织产生刺激引起炎症，严重者可发生咳嗽、寒战、乏力、头痛、流涕、低热、多痰、心率加快、呼吸短促等过敏症状。一旦发生，可用氯苯那、阿司咪唑等药物治疗。

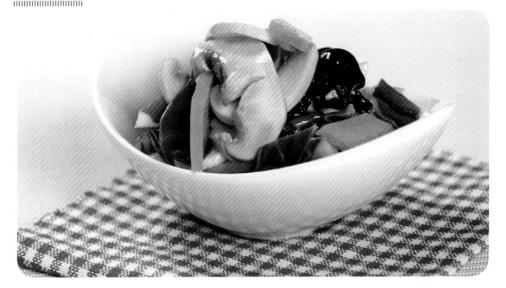

◆ 什锦蔬菜小炒

主　料：平菇 150 克，胡萝卜 120 克，水发黑木耳 50 克，山药 100 克，紫甘蓝 50 克。

辅　料：淀粉 10 克，葱 5 克，姜 3 克。

调　料：色拉油 15 克，盐 5 克，味精 3 克，白糖 1 克。

做　法：

1. 平菇、胡萝卜、水发黑木耳、山药、紫甘蓝改刀焯油盐水。

2. 锅坐火上，锅内放少许油，爆香葱姜下入原料，加盐、味精、少许白糖大火翻炒均匀即可。

小贴士

由于青菜原料事先焯过水，已经断生，所以在炒的时候要大火急炒翻几下就可以出锅。

金针菇

抑制血脂升高

别　　名	朴菰、构菌、冻菌、金菇、毛柄金钱菌。
性味归经	性凉，味甘；归肝、胃、肠经。
建议食用量	每次 50 ～ 100 克。

营养成分

B 族维生素、维生素 C、碳水化合物、矿物质、胡萝卜素、多种氨基酸、植物血凝素、多糖、牛磺酸、香菇嘌呤、麦冬甾醇、细胞溶解毒素、冬菇细胞毒素等。

降压功效

金针菇中还含有一种叫朴菇素的物质，有增强机体对癌细胞的抗御能力，可抑制血脂升高，降低胆固醇，防治心脑血管疾病。

黄金搭配

金针菇 + 鸡肉 = 益气补血

金针菇 + 豆腐 = 益智强体、降血糖

金针菇 + 西蓝花 = 增强肝脏解毒能力、提高机体免疫力

选购存储

短期存放新鲜的金针菇，可以先用开水焯一下，然后用保鲜膜包好，放到冰箱里冷藏。

食用功效

金针菇含有较全面的人体必需氨基酸，其中赖氨酸和精氨酸含量尤其丰富，且含锌和铁量比较高，对儿童的身高和智力发育有良好的作用，人称"智力菇"；金针菇能有效地促进人体内新陈代谢，有利于食物中各种营养素的吸收和利用；常食金针菇还能降胆固醇，防病健身。

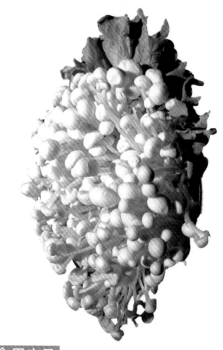

食用宜忌

生食金针菇会中毒。新鲜的金针菇中含有秋水仙碱，食用后，对胃肠黏膜和呼吸道黏膜有强烈的刺激作用。所以，烹饪时把要金针菇煮软煮熟，使秋水仙碱遇热分解。凉拌时，要用沸水焯一下，让它熟透。

营养食谱

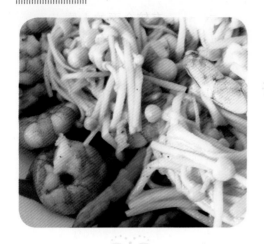

◆ **金针菇炒虾仁**

主　料：金针菇 150 克，虾仁 200 克。

辅　料：青豆 50 克，鸡蛋清 1 个。

调　料：葱花、盐、淀粉、黄酒、酱油、味精、植物油各适量。

做　法：

1. 虾仁加鸡蛋清、淀粉、黄酒、盐，拌匀；金针菇切段。

2. 热锅放油，油热时放入葱花，炒香后放入虾仁，并加适量黄酒煸炒。

3. 3 分钟后，加入准备好的金针菇、青豆，放入盐、酱油、味精翻炒，炒熟后即可。

◆ **黄瓜拌金针菇**

主　料：金针菇 300 克。

辅　料：黄瓜丝 50 克。

调　料：盐 2 克，鸡粉 1 克，香油 2 克，蒜蓉 2 克。

做　法：

1. 将金针菇清洗干净改刀切成两段焯水。

2. 黄瓜洗净切成细丝。

3. 把金针菇和黄瓜丝放入容器中加盐、鸡粉、香油、蒜蓉拌匀即可。

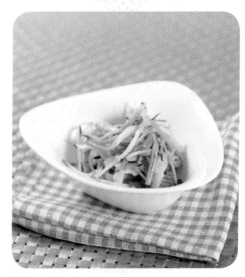

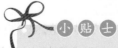

小贴士

金针菇不宜焯水过长，以免影响口感。

香菇

❖防止动脉粥样硬化

别　　　名　香蕈、香信、厚菇、花菇、冬菇。

性味归经　性平、味甘；归脾、胃经。

建议食用量　每餐约50克。

营养成分

蛋白质、脂肪、碳水化合物、叶酸、膳食纤维、核黄素、烟酸、维生素C、钙、磷、钾、钠、镁、铁等。

降压功效

香菇中含有嘌呤、胆碱、酪氨酸、氧化酶以及某些核酸物质，能起到降血压、降胆固醇、降血脂的作用，又可预防动脉硬化、肝硬化等疾病。

降压良方

水发香菇150克，白果50克，白糖、湿淀粉、麻油、色拉油各适量。将水发香菇去杂洗净，挤干水分；白果洗净，下锅略炸后，捞出去掉种皮、胚；炒锅烧热放入色拉油，投入香菇和白果略煸炒后，放入精盐、白糖、高汤、酱油、味精，用旺火烧沸改用小火炖至入味，用湿淀粉勾芡，淋上麻油装盘好成。

食用功效

香菇营养丰富，具备多种养生功效。香菇菌盖部分含有双链结构的核糖核酸，进入人体后，会产生具有抗癌作用的干扰素；香菇中含有嘌呤、胆碱、酪氨酸、氧化酶以及某些核酸物质，能起到降血压、降胆固醇、降血脂的作用，可预防动脉硬化、肝硬化等疾病；香菇还对糖尿病、肺结核、传染性肝炎、神经炎等疾病起治疗作用，又可用于消化不良、便秘等病症。

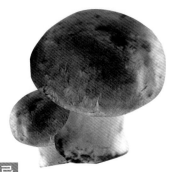

食用宜忌

香菇适合贫血者、抵抗力低下者和高血脂、高血压、动脉硬化、糖尿病、癌症、肾炎患者食用。正常人亦可经常选用。

药典论述

1.《本草求真》："香蕈味甘性平，大能益胃助食，及理小便不禁。"

2.《医林纂要》："可托痘毒。"

3.《现代实用中药》："为补偿维生素D的要剂，预防佝偻病，并治贫血。"

营养食谱
||||||||||||||||||||

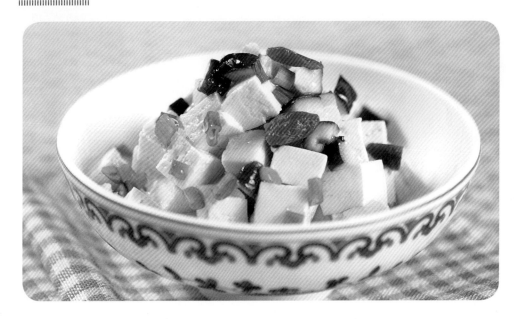

◆ 香菇豆腐

主　　料：香菇 150 克。

辅　　料：豆腐 150 克，上汤 100 克，葱 5 克，姜 5 克。

调　　料：盐 2 克，香油 3 克，鸡粉 2 克，胡椒粉适量。

做　　法：

1. 将鲜香菇洗净去根，加葱、姜上汤煮熟捞出切成粒备用。

2. 豆腐切成方块加盐、鸡粉、上汤煨入味。

3. 香菇粒加盐、鸡粉、胡椒粉、香油调好味撒在豆腐上即可。

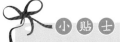

小贴士

北豆腐有豆腥味，要先焯水去除腥气再用上汤煨制，这样的味道会更好。

猴头菇

降低血胆固醇

别　　　名　猴头菌、猴头蘑、刺猬菌、花菜菌、山伏菌。

性味归经　性平，味甘；归脾、胃经。

建议食用量　每餐约20克干猴头菇。

营养成分

挥发油、蛋白质、多糖类、氨基酸、维生素 E、维生素 C、烟酸、核黄素、硫胺素、纤维素等。

降压功效

猴头菇含不饱和脂肪酸，能降低血胆固醇和三酰甘油含量，调节血脂，利于血液循环，是心血管疾病患者的理想食品。

经典论述

1.《临海水土异物志》："民皆好啖猴头羹，虽五肉臇不能及之，其俗言：宁负千石之粟，不愿负猴头羹。"

2.《新华本草纲要》："全草：味甘，性平。有利五脏、助消化、滋补、抗癌等功能。"

食用功效

猴头菇是一种高蛋白、低脂肪、富含矿物质和维生素的优良食品；猴头菇含有的多糖、多肽类物质，能抑制癌细胞中遗传物质的合成，从而预防和治疗消化道癌症和其他恶性肿瘤，且具有提高人体免疫力的功能，可延缓衰老。

生活实用小窍门

选购时，应挑选菇体完整，无伤痕残缺，菇体干燥，不烂、不霉、不蛀、茸毛齐全，菇体呈金黄色或黄里带白的。

食用宜忌

人工培育的猴头菇营养成分高于野生的。食用猴头菇要经过洗涤、涨发、漂洗和烹制 4 个阶段，直至软烂如豆腐时营养成分才完全析出。霉烂变质的猴头菇不可食用，以防中毒。

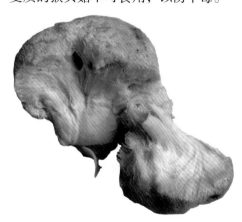

营养食谱

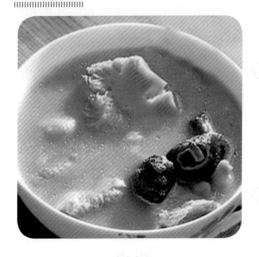

◆ 葱油猴头菇

主　料：猴头菇 250 克。

辅　料：盐 2 克，葱油 3 克，味精 2 克，香油 1 克。

做　法：

1. 将猴头菇洗净，改刀切成块状焯水。

2. 猴头菇控干水分加、盐、葱油、味精、香油拌匀即可。

◆ 海参猴头

主　料：水发海参 600 克、水发猴头菇 200 克。

调　料：葱段、姜片、酱油、料酒、高汤、盐、味精、植物油各适量。

做　法：

1. 水发海参切段，下入煮沸的有葱段、姜片、酱油、料酒调味的水中，微焯一下。

2. 猴头菇切片，洒上高汤、少量盐、酱油上屉蒸 30 分钟。

3. 热锅放油，油至七成热时，下海参、猴头菇翻炒均匀后加高汤、味精烧至入味，锅中剩余汤汁勾芡，淋入鸡油即可。

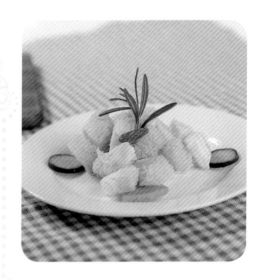

小贴士

　　如果是干猴头菇泡的时间要长，多次换水除去异味，在用葱姜、料酒水焯下，加汤蒸下，这样口感才会好，无异味。

银耳

·——→ 抗血栓形成

别　　　名	白木耳、雪耳、白耳子、银耳子。
性味归经	性平，味甘；归肺、胃、肾经。
建议食用量	干银耳每次约15克。

营养成分

蛋白质、碳水化合物、脂肪、粗纤维、无机盐及少量维生素B类。

降压良方

银耳100克（干品30克），冰糖10克，清水适量。煨炖至银耳软烂、汤汁呈稠浓为胶状时即成。具有清热润肺、通便祛燥、扩张血管及降低血脂、降低血压之效。适用于血脂高、大便燥结的高血压者食服。

降压功效

银耳中含有的银耳多糖，有抗血栓形成的功效，可降血压、降血脂，对正常血压无影响，故而可以保护心脑血管。有高血压、动脉硬化、高血脂或眼底动脉出血者常食可有辅疗作用。

食用功效

银耳含有维生素D，能防止钙的流失，对生长发育十分有益，并富含酸性多糖和硒等微量元素，可以增强人体抗肿瘤的能力；银耳中的天然植物性胶质，有滋阴作用，长期服用可以润肤，并有祛除脸部黄褐斑、雀斑的功效；银耳中的膳食纤维可助胃肠蠕动，减少脂肪吸收，从而达到减肥的效果；银耳能提高肝脏解毒能力，起保肝作用，对老年慢性支气管炎、肺源性心脏病也有一定疗效，还能增强肿瘤患者对放疗、化疗的耐受力。

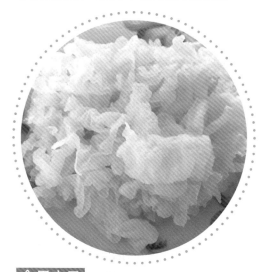

食用宜忌

银耳宜用沸水泡发，泡发后应去掉未发开的部分，特别是那些呈淡黄色的东西。冰糖银耳含糖量高，睡前不宜食用，以免血黏度增高。炖好的甜品放入冰箱冰镇后饮用，味道更佳。

营养食谱

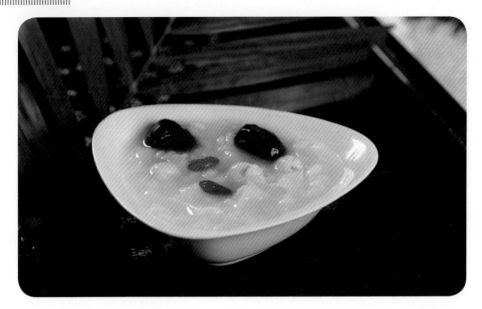

◆ 莲子银耳粥

主　　料：粳米 100 克。

辅　　料：莲子 20 克，银耳 50 克，大枣 10 克。

调　　料：冰糖 30 克。

做　　法：

1.莲子用冷水泡透去心。

2.银耳泡开去蒂，剪成小片。

3.粳米洗净，把水烧开加入米、大枣、莲子同煮 10 分钟，放入银耳再煮成粥最后放入冰糖即可。

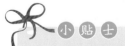 小 贴 士

银耳易有沙，需洗净。

黑木耳

·✦·防治动脉粥样硬化

别　　名　木耳、云耳、桑耳、松耳、中国黑真菌。

性味归经　性平，味甘；归胃、大肠经。

建议食用量　干木耳每餐约 5 克，泡发木耳每餐约 50 克。

营养成分

蛋白质、脂肪、碳水化合物、粗纤维、钙、磷、铁、维生素 B_1、维生素 B_2、烟酸等。

降压功效

黑木耳所含维生素 K，能减少血液凝块，预防血栓症的发生，有防治动脉粥样硬化和冠心病的作用。

降压良方

1. 木耳 3 克，清水泡后蒸熟加冰糖，每天 1 次。

2. 黑木耳 15 克，银耳 10 克，枸杞子 20 克，冰糖、蜂蜜各 20 克。黑木耳、银耳用凉水泡发后洗干净，去蒂，撕成瓣，放到碗里，加冰糖、枸杞子和清水适量的，拌匀，隔水蒸半小时，拿出后放凉，调入蜂蜜即成。每天一剂，当点心分早晨和晚上两次服食。

食用功效

常吃黑木耳能养血驻颜，令人肌肤红润，并可防治缺铁性贫血；黑木耳中的胶质可把残留在人体消化道内的灰尘、杂质吸附起来排出体外，从而起到清胃涤肠的作用；黑木耳还含有抗肿瘤活性物质，能增强人体免疫力，经常食用可防癌抗癌。

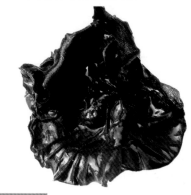

药典论述

《随息居饮食谱》："补气耐饥，活血，治跌打仆伤，凡崩淋血痢，痔患肠风，常食可疗。"

食用宜忌

鲜黑木耳含有一种叫卟啉的光感物质，人食用未经处理的鲜黑木耳后经太阳照射可引起皮肤瘙痒、水肿，严重的可致皮肤坏死。干黑木耳是经暴晒处理的成品，在暴晒过程中会分解大部分卟啉，而在食用前，干黑木耳经过水浸泡，其中含有的剩余卟啉会溶于水，这样的干黑木耳可安全食用。

营养食谱

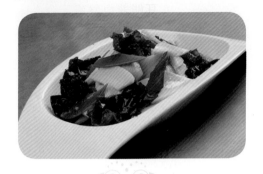

◆ **木耳茭白**

主　料：茭白 250 克，水发木耳 100 克。

调　料：泡辣椒碎 5 克，蒜、姜、葱、盐、胡椒粉、味精、淀粉、植物油各适量。

做　法：

1.茭白切成长 4 厘米的薄片，木耳洗净，葱、姜、蒜、泡辣椒切碎；将盐、胡椒粉、味精、鲜汤加淀粉调成咸鲜芡汁。

2.锅里放油烧热，把泡辣椒碎、姜片、蒜片炒香，再倒入茭白片、木耳翻炒至断生，淋入芡汁，撒上葱花即可。

◆ **山药黑木耳蜜豆**

主　料：山药 150 克，黑木耳 150 克。

辅　料：甜蜜豆 100 克。

调　料：盐 5 克，鸡粉 2 克，水淀粉 5 克，香油 2 克，葱姜各 5 克，植物油适量。

做　法：

1.将山药去皮改刀成象眼片。

2.木耳泡软洗净，与甜蜜豆一起焯水。

3.锅内放入少量油，煸香葱姜放入山药、甜蜜豆、黑木耳加盐、鸡粉调好味中火翻炒熟即可。

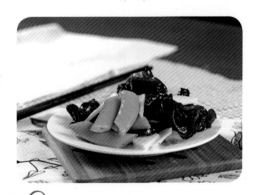

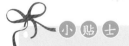
小贴士

山药切好后要放在清水中，加入少许白醋不会变色。

小贴士

此菜具有降血脂、降血压、美容养颜的功效。

海带

清除血管壁上的胆固醇

别　　　名 昆布、江白菜、纶布、
　　　　　　海昆布、海草。

性 味 归 经 性寒，味咸；归肝、
　　　　　　胃、肾经。

建议食用量 每餐干品约 30 克。

营养成分

蛋白质、脂肪、膳食纤维、碳水化合物、硫胺素、核黄素、烟酸、维生素 E、钾、钠、钙、碘、镁、铁、锰、锌、磷、硒等。

降压功效

海带含有大量的不饱和脂肪酸，能清除附着在血管壁上的胆固醇；海带中的食物纤维，能调顺肠胃，促进胆固醇排泄，控制胆固醇的吸收；海带中钙的含量极为丰富，能降低人体对胆固醇的吸收，降低血压。三种物质协同作用，其降血脂效果极好，有很高的食疗价值。

降压良方

取海带 2 ~ 3 克，将其放入碗中，再倒入一杯热水。如果其液体呈滑溜状态时便可食用。此疗法既可通便，又有减肥降压效果。

食用功效

海带中含有大量的碘，碘是人体甲状腺素合成的主要物质，人体缺少碘，就会患"大脖子病"，即甲状腺功能减退症，所以，海带是甲状腺功能低下者的最佳食品。海带中还含有大量的甘露醇，具有利尿消肿的作用，可防治肾功能衰竭、老年性水肿、药物中毒等。甘露醇与碘、钾、烟酸等协同作用，对防治动脉硬化、高血压、慢性气管炎、慢性肝炎、贫血、水肿等疾病都有较好的效果。海带中的优质蛋白质和不饱和脂肪酸，对心脏病、糖尿病、高血压有一定的防治作用。海带胶质能促使体内的放射性物质随同大便排出体外，从而减少放射性物质在人体内的积聚。

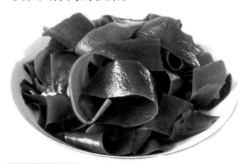

食用宜忌

宜食：缺碘、甲状腺肿大、高血压、高血脂、冠心病、糖尿病、动脉硬化、骨质疏松、营养不良性贫血以及头发稀疏者可多食。

忌食：脾胃虚寒的人慎食，甲亢患者要忌食。

营养食谱

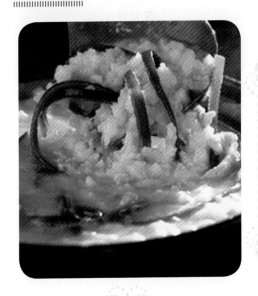

◆ 香拌海带丝

主　料： 海带丝200克。

调　料： 盐2克，鸡粉2克，蒜蓉2克，香油2克，花椒油2克。

做　法：

1. 将海带清洗干净在油盐水中煮熟。

2. 将海带放凉后切成细丝，加入鸡粉、盐、蒜蓉、香油、花椒油拌匀即可。

◆ 海带瘦肉粥

主　料： 猪瘦肉150克，粳米100克，干海带10克。

调　料： 葱花、盐各适量。

做　法：

1. 将干海带用温水泡发，择洗干净，切丝；猪瘦肉洗净，切细丝。

2. 粳米淘洗干净，放入锅中，加适量清水，浸5～10分钟后，用小火煮粥，待粥沸后，放入海带丝、猪瘦肉丝，煮至粥熟。最后加入少许盐及葱花调味即可。

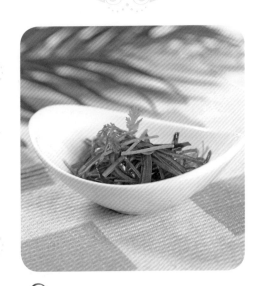

小贴士

海带丝在加醋的清水中泡10分钟，口感会更爽滑。

紫菜

降低血液黏稠度

别　　名 索菜、子菜、甘紫菜、海苔。

性味归经 性寒，味甘、咸；归肺经。

建议食用量 每餐干品 5 ~ 15 克。

营养成分

蛋白质、脂肪、碳水化合物、粗纤维、钙、磷、铁、胡萝卜素、硫胺素、核黄素、烟酸、抗坏血酸、碘等。

降压功效

紫菜含紫菜多糖，有明显的抗凝血作用，并能显著降低全血黏度，血浆黏度，并且有明显的降血糖作用。

降压良方

1. 紫菜 20 克，豌豆粉 100 克，湿淀粉、红糖各适量。紫菜撕碎，漂洗净，待用；砂锅里放入适量清水，用中火烧沸，先加入豌豆粉和匀，煨煮70 分钟，再加入紫菜和湿淀粉，边煮边搅至沸，加入红糖调味就可以。每天 1 剂，早晨和晚上分两次当点心服食。具有和中下气、降压去脂等作用，比较适用于各型高血压症。

2. 高血压及两眼昏花：可用紫菜与决明子一同加清水煎服。

食用功效

紫菜营养丰富，含碘量很高，富含胆碱和钙、镁、铁，能增强记忆、治疗妇幼贫血，促进骨骼、牙齿的生长和保健；紫菜所含的多糖可增强细胞免疫和体液免疫功能，促进淋巴细胞转化，提高人体的免疫力。

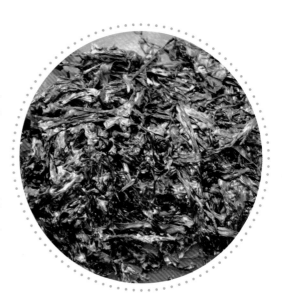

食用宜忌

紫菜在食用前应用清水泡发，并换 1 ~ 2 次水以清除污染、毒素。若凉水浸泡后的紫菜呈蓝紫色，说明该菜在包装前已被有毒物所污染，这种紫菜对人体有害，不能食用。

营养食谱

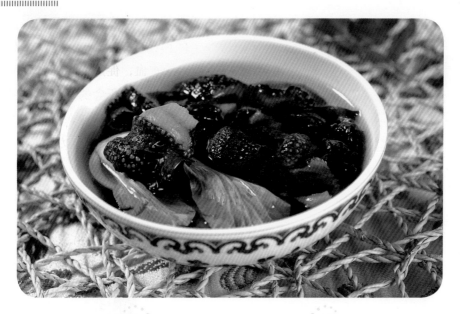

◆ 紫菜海参汤

主　料：海参 150 克，紫菜 5 克。

辅　料：油菜 50 克。

调　料：淀粉 5 克，盐、味精各 4 克。

做　法：

1. 海参飞水，油菜飞水备用。

2. 锅内加入适量水，放入海参、紫菜，烧开放入盐，味精下入水淀粉勾芡出锅即可。

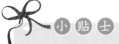 小 贴 士

海参切成大粒制作，会减少营养流失。

大蒜

降压又降脂

别　　　名　蒜头、大蒜头、胡蒜。

性味归经　性温，味辛；归脾、胃、肺经。

建议食用量　每餐 20 ~ 50 克。

营养成分

蛋白质、脂肪、糖类、多类维生素、胡萝卜素、磷、钙、铁外，还包含大蒜辣素、硫醚化合物、芳樟醇等。

降压功效

大蒜富含大蒜苷，有降压作用；还含有比人参更丰富的锗，亦具有降低血压、防止心血管疾病的功效，吃大蒜治高血压效果持久而稳定。中等甚至严重的高血压患者，连续一段时间适当食用大蒜（1 ~ 3 月），有益于血压降低。

降压良方

1. 取捣碎的蒜蓉 30 克，决明子 15 克，两味同煎煮水当茶饮用，常适量服用对降血压有良效。

2. 大蒜 10 ~ 15 克，芹菜 100 克，葱头 5 克，荸荠 5 个。大蒜去皮，荸荠去皮洗净，芹菜洗净切段；将所有用料入锅，加适量水煮汤。每日服用 1 剂。本方有良好的降血压作用。

食用功效

大蒜中含硒较多，对人体中胰岛素合成有调节作用，所以糖尿病患者多食大蒜有助减轻病情；大蒜有效成分具有明显的降血脂及预防冠心病和动脉硬化的作用，并可防止血栓的形成；大蒜还有明显的抗炎灭菌作用，尤其对上呼吸道和消化道感染、霉菌性角膜炎、隐孢子菌感染有显著的功效。另据研究表明，大蒜中含有一种叫"硫化丙烯"的辣素，其杀菌能力可达到青霉素的十分之一，对病原菌和寄生虫都有良好的杀灭作用，可以起到预防流感、防止伤口感染、治疗感染性疾病和驱虫的功效。

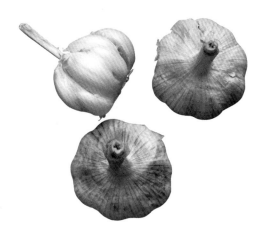

食用宜忌

眼病患者、肝炎患者、非细菌性腹泻患者、正处于服药期间的患者忌食。

营养食谱

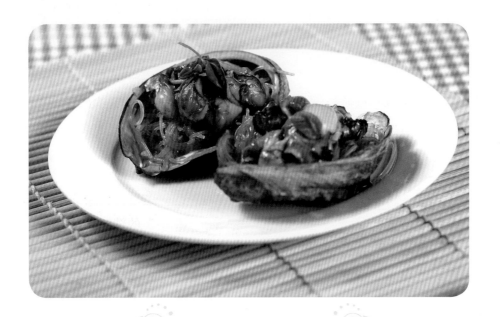

◆ 蒜蓉蒸牡蛎

主　料：牡蛎 100 克。

辅　料：蒜蓉 50 克，粉丝 50 克。

调　料：美极鲜 1 克，豉油、盐、鸡粉、香油各 2 克。

做　法：

1. 牡蛎洗净。

2. 粉丝用温水泡软，将粉丝和牡蛎用美极鲜、豉油、盐、鸡粉、香油拌匀粉丝垫底，牡蛎摆在上边放入蒸箱蒸 3 分钟出锅即可。

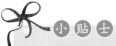 小 贴 士

牡蛎很嫩易出水，蒸制 3 分钟即可。

第二节 新鲜果品助降压

苹果

➤ 抗动脉硬化

别　　　名 滔婆、奈、奈子、平波。

性味归经 性平，味甘、酸；归脾、肺经。

建议食用量 每天 1~2 个（200~300克）。

营养成分

糖类、有机酸、果胶、蛋白质、钙、磷、钾、铁、维生素 A、维生素 B、维生素 C、膳食纤维、苹果酸、酒石酸、胡萝卜素。

降压功效

苹果里包含比较多的苹果酸，可以降低胆固醇，具有抗动脉硬化的功效。苹果里包含果胶质，它是种可溶性纤维质，也有利于降低胆固醇。苹果还含有大量粗纤维，可以刺激肠道蠕动，增进排便。

降压良方

取苹果 30 克，鲜山楂 30 克，鲜芹菜根 3 个洗干净切碎，共放进碗里，加冰糖少量，水适量的，隔水清蒸，汤渣同服，隔日 1 回，3 个月为 1 个疗程，治高血压有良好效果。

食用功效

在空气污染的环境中，多吃苹果可改善呼吸系统和肺功能，保护肺部免受污染和烟尘的影响；苹果中含的多酚及黄酮类天然化学抗氧化物质，可以减少患癌的危险；苹果特有的香味可以缓解压力过大造成的不良情绪，还有提神醒脑的功效；苹果中富含粗纤维，可促进肠胃蠕动，协助人体顺利排出废物，减少有害物质对皮肤的危害；苹果中含有大量的镁、硫、铁、铜、碘、锰、锌等矿物质，可使皮肤细腻、润滑、红润有光泽。

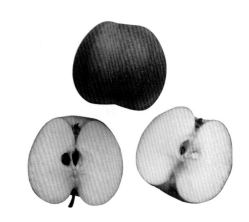

食用宜忌

苹果的营养很丰富。吃苹果时最好细嚼慢咽，这样有利于消化和吸收。食欲不好者不要饭前或饭后马上吃水果，以免影响正常的进食及消化。

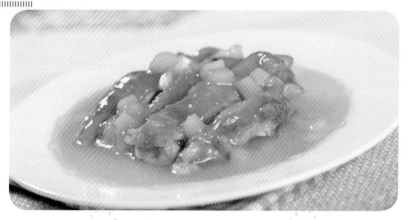

◆ 苹果鸡腿扒

主 料：鸡腿1只，苹果1个。

调 料：生抽3克，料酒2克，生粉5克，白糖15克，香醋5克，盐1克，植物油适量。

做 法：

1. 鸡腿洗干净后拆骨，用刀背把鸡腿肉拍松，用生抽、料酒腌15分钟。

2. 苹果洗干净后，1/3苹果切粒后用淡盐水泡着；2/3苹果切粒后加水用调理机打成果酱。

3. 平底锅刷上一层薄油烧热，鸡腿捞起擦干水，拍上干粉，小火煎至两面金黄。

4. 放入苹果粒炒香，倒入苹果酱汁（苹果酱里加入生抽、白糖、醋调成酱汁）。

5. 大火烧开后，收汁就可以了。

小 贴 士

苹果要用淡盐水浸泡，否则去皮后容易变黑。

猕猴桃

扩张血管降血压

别　　　名	毛桃、藤梨、奇异果。
性味归经	性寒，味甘、酸；归脾、胃经。
建议食用量	每天1～2个（100～200克）。

营养成分

维生素C、钾元素、糖类、蛋白质、脂肪、磷、钙、镁、铁、胡萝卜素、硫胺素、猕猴桃碱等。

降压功效

猕猴桃含有的维生素C有助于降低血液中的胆固醇水平，起到扩张血管和降低血压的作用。

降压良方

1. 取猕猴桃鲜果60克。将猕猴桃鲜果的一层外皮剥净去除即食。具有清热、增进食欲、软化血管及降低血压、胆固醇、甘油三酯之效。适用于高血压、动脉粥样硬化者经常适量食服。

2. 猕猴桃5个，蜂蜜适量。将猕猴桃剥除外皮，切成小块，把猕猴桃块放入榨汁机榨取汁，加入蜂蜜调匀即成。具有清热解毒、软化血管、防治高血压之效。适用于高血压、动脉血管硬化者，每日1～2次饮服。

食用功效

猕猴桃是一种降压功效较好的水果，它含有很多对人体健康有益的矿物质，包括丰富的钾、镁、铜、钙、铁，还含有胡萝卜素和维生素C、维生素E。多食用猕猴桃可促进钙的吸收，预防老年骨质疏松，抑制胆固醇的沉积，从而防治动脉硬化；多食用猕猴桃，还能阻止体内产生过多的过氧化物，防止老年斑的形成，延缓人体衰老。

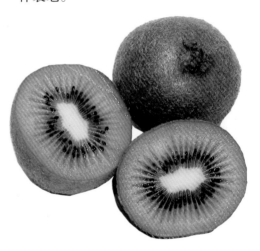

食用宜忌

由于猕猴桃的维生素C含量高，口味较酸，患有胃及十二指肠溃疡的患者不要空腹吃猕猴桃。

猕猴桃可去皮后直接食用，也可在猕猴桃汁中加适量水、白糖和香蕉丁、苹果丁一起煮沸后，用水淀粉勾芡食用。

营养食谱
‖‖‖‖‖‖‖‖‖‖‖‖‖‖

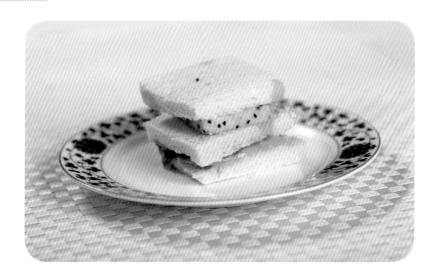

◆ 迷你三明治

主　料：吐司面包4片，猕猴桃1个，三明治火腿1片。

辅　料：草莓果酱20克，卡夫奇妙酱15克，生菜30克。

做　法：

1. 吐司面包切去边皮备用。

2. 猕猴桃切成薄片，三明治火腿顶刀切成片备用。

3. 面包片上均匀码放猕猴桃片，再抹上草莓果酱，压上一片面包片，再放上生菜叶和火腿片，抹上卡夫奇妙酱在盖上一片面包，轻压下，用刀对角切成三角形即可食用。

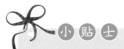 小贴士

面包片在制作前用烤箱烤微黄，再制作三明治更好。

山楂

扩张外周血管

别　　　名	山里红、红果、酸梅子、山梨、赤枣子。
性味归经	性微温，味甘、酸；归脾、胃、肝经。
建议食用量	每次3～4个（50克）。

营养成分

皮苷、蛋白质、脂肪、磷、铁、胡萝卜素、烟酸、黄酮苷类（如牡荆素、芫草素、山楂纳新）、三萜类（如齐墩果酸、熊果酸、山楂酸等）、槲皮素、维生素C与钙等。

降压功效

山楂含山楂黄酮、三萜酸，静脉、腹腔及十二指肠给药，均显示有一定的降压作用，其作用机制主要与扩张外周血管作用有关。

降压良方

1. 山楂30～40克，粳米100克，砂糖10克。先将山楂入砂锅煎取浓汁，去渣，然后加入粳米、砂糖煮粥。每日服2次，可作上、下午加餐用，不宜空腹服，7～10日为一疗程。

2. 每天用山楂3个，取肉以开水冲泡代为茶饮，坚持长期服用，可降血脂，防止血管硬化。

食用功效

山楂能防治心血管疾病，具有扩张血管、增加冠状动脉血流量、改善心肌活力、兴奋中枢神经系统、降低血压和胆固醇、软化血管及利尿和镇静作用；山楂能开胃消食，特别对肉食积滞效果更好；山楂有活血化瘀的功效，有助于解除局部瘀血状态，对跌打损伤有辅助疗效；山楂所含的黄酮类和维生素C、胡萝卜素等物质能阻断并减少自由基的生成，增强人体的免疫力，有防衰老、抗癌的作用。

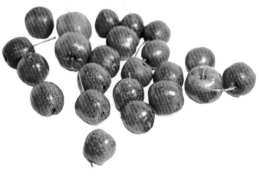

食用宜忌

山楂助消化作用只是促进消化液分泌，并不是通过加强脾胃的功能来消化食物的，所以脾胃虚弱者不宜多食。

营养食谱

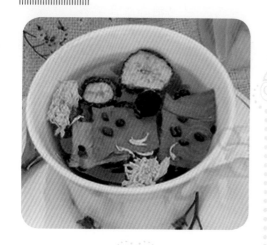

◆ 山楂糕

主　料：山楂 200 克。

辅　料：蜂蜜 10 克，冰糖 50 克，凝胶片 5 克。

做　法：

1. 山楂洗净、去籽、蒸熟、过箩成山楂泥状。

2. 锅中加少许水放入山楂泥、凝胶片、冰糖熬成糊放温后加蜂蜜搅拌均匀。

3. 取不锈钢容器，把熬好的山楂糊倒入容器中，放凉定型后切块装盘即可。

◆ 山楂荷叶茶

主　料：山楂 15 克，荷叶 12 克，绿茶 5 克，蜂蜜适量。

做　法：

1. 将山楂、绿茶、荷叶放入锅中煎煮。

2. 用茶漏滤取药汁后加入适量蜂蜜即可饮用。

3. 每日 1 剂、代茶频饮。

功　效：消脂化滞，降压减肥，活血散瘀，化痰行气。

小贴士

　　蜂蜜中有多种活性物质不宜加热，上 40 度后会破坏活性物质，并失去很多营养物质。

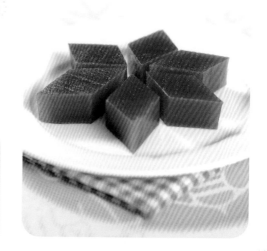

葡萄

阻止血栓形成

别　　　名	草龙珠、山葫芦、蒲桃、菩提子。
性 味 归 经	性平，味甘、酸；归肺、脾、肾经。
建议食用量	每天 100 克。

营养成分

葡萄糖、果酸、钙、钾、磷、铁、维生素 B_1、维生素 B_2、维生素 B_6、维生素 C、维生素 P、氨基酸等。

降压功效

研究发现，葡萄能阻止血栓形成，并且能降低人体血清胆固醇水平，降低血小板的凝聚力，对预防心脑血管病有一定作用。

降压良方

1. 高血压：鲜葡萄榨取汁 50 克，绿茶 5 克用沸水泡取浓茶汁，加入鲜生姜汁 50 克，蜂蜜 15 克，一起搅匀，日服 1 剂。

2. 发热口渴：生葡萄捣滤取汁，以瓦器熬稠，入熟蜜少许，同收，点汤饮。（《居家必用事类全集》）

3. 高血压：取葡萄汁与芹菜汁各 1 杯混匀，用开水送服，每日 2 ~ 3 次，15 日为 1 疗程。

食用功效

葡萄中的糖主要是葡萄糖，能很快被人体吸收。当人体出现低血糖时，若及时饮用葡萄汁，可很快使症状缓解；葡萄中含的类黄酮是一种强抗氧化剂，可抗衰老，并可清除体内自由基。

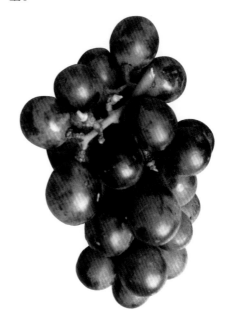

食用宜忌

宜食：肾炎、高血压、水肿患者，儿童、孕妇、贫血患者，神经衰弱、过度疲劳、体倦乏力、肺虚咳嗽、盗汗者，风湿性关节炎、四肢筋骨疼痛者，癌症患者尤其适合食用。

忌食：糖尿病患者、便秘者、脾胃虚寒者应少食。忌与海鲜、鱼、萝卜、四环素同食，服用人参者忌食，吃后不能立刻喝水，否则易引发腹泻。

营养食谱

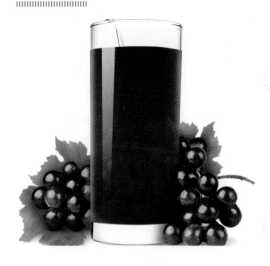

◆ 葡萄干蒸丝瓜

主　料：丝瓜400克。

辅　料：葡萄干50克。

调　料：盐4克，豉油5克，味精4克。

做　法：

1.丝瓜切条备用，葡萄干洗净。

2.将丝瓜摆盘放入盐、味精、葡萄干蒸5分钟出锅加入豉油即可。

◆ 洋葱葡萄汁

主　料：洋葱半个，葡萄10粒。

做　法：洋葱洗净，切块；葡萄冲洗干净，和洋葱一同倒入榨汁机中，加凉开水榨汁即可。

功　效：降压护肾，缓解腰痛。

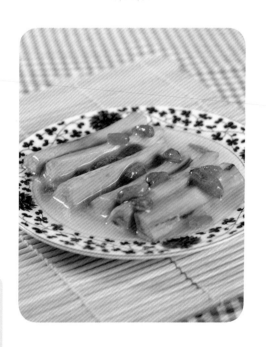

小贴士

葡萄干用温水泡软，涨发后在蒸丝瓜。

草莓

营养血管防硬化

别　　名	大草莓、士多啤梨、红莓、地莓。
性味归经	性凉，味甘、酸；归肺、脾经。
建议食用量	每次 10 个。

营养成分

维生素 C、维生素 A、维生素 E、维生素 B_1、维生素 B_2、胡萝卜素、鞣酸、天冬氨酸、铜、草莓胺、果胶、纤维素、叶酸、铁、钙、鞣花酸与花青素等。

降压功效

草莓中含有丰富的花青素，花青素能增强血管弹性，改善循环系统功能，从而降低血压。

降压良方

1. 取若干个成熟草莓，生吃或者用白酒渍起来，饮用其汁液，对高血压病有疗效。

2. 新鲜草莓洗净生吃，每次 50 克，每日 3 次。不仅能治高血压病，也可治便秘。

专家讲解

酒后头昏不适时，可一次食用鲜草莓 100 克，有助于醒酒。

食用功效

草莓对胃肠道和贫血均有一定的滋补调理作用，除可以预防维生素 C 缺乏病外，对防治动脉硬化、冠心病也有较好的疗效；草莓是单宁含量丰富的植物，在体内可吸附和阻止致癌化学物质的吸收，具有防癌作用；草莓中含有天冬氨酸，可以自然平和地清除体内的重金属离子。

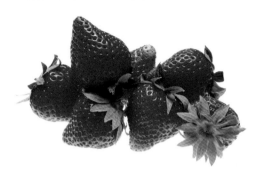

选购存储

应尽量挑选色泽鲜亮、有光泽、结实、手感较硬者；不要买太大的及不规则形草莓，过于水灵的草莓也不能买；尽量挑选表面光亮、有细小绒毛的草莓。

食用宜忌

食用未洗净的草莓，可能引起恶心、呕吐、腹泻等症状。因此，洗草莓时，应将草莓放在流动的水下冲洗，而且洗前不要摘除果蒂，否则不但味道变差，也会导致维生素 C 流失。洗后的草莓可先用盐水浸泡约 5 分钟，以使细菌等微生物受到抑制。

营养食谱

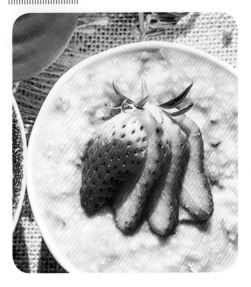

◆ 草莓酱配橙肉

主　料：橙子肉 200 克。

调　料：草莓酱 50 克，蜂蜜 2 克。

做　法：将橙子洗净改刀切成块，草莓酱拌均匀挤在橙子上即可。

◆ 草莓绿豆糯米粥

主　料：糯米 250 克，绿豆 100 克，草莓 250 克。

调　料：白糖适量。

做　法：

1. 将绿豆挑去杂质，淘洗干净，用清水浸泡 4 小时，草莓择洗干净。

2. 糯米淘洗干净，与泡好的绿豆一并放入锅内，加入适量清水，用旺火烧沸后，转微火煮至米粒开花、绿豆酥烂，加入草莓、白糖搅匀，稍煮一会儿即成。

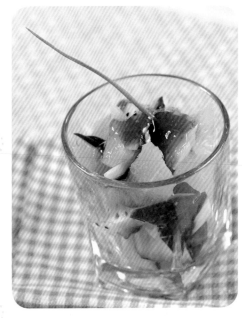

小 贴 士

橙子放保鲜柜中 1 个小时再切成块口感会更好。

香蕉

抑制血压的升高

别　　　名　蕉子、蕉果、甘蕉。

性味归经　性寒，味甘；归肺、大肠经。

建议食用量　每天1～2个。

营养成分

碳水化合物、蛋白质、粗纤维，及钾、磷、钙、镁、锰、锌、铜、铁等。

降压功效

香蕉里所包含降血压的钾离子，有抵制钠盐太多所导致的升压与损伤血管的功效；还能够改善并且调整钾钠比，即适当服食高钾食物能够有效地降低机体对钠盐的吸收，而且对心肌细胞同样有比较好的保护功效。

降压良方

香蕉150克，生地黄、大枣各15克，小米100克。香蕉去皮，切碎，捣烂如泥，待用；生地黄水煎取汁，加入小米、大枣一起煮粥，粥快成时，加入香蕉泥和匀，再煮片刻即成。每天1剂，分早晨和晚上两次服食。具有滋阴补虚、清肝降压等作用，比较适用于肝肾阴虚型高血压病等。

食用功效

香蕉含有大量糖类物质及其他营养成分，可充饥、补充营养及热量；香蕉性寒能清肠热，味甘能润肠通便，可治疗热病烦渴等症；香蕉能缓和胃酸的刺激，保护胃黏膜；香蕉属于高钾食品，钾离子可强化肌力及肌耐力，因此特别受运动员的喜爱，同时钾对人体的钠具有抑制作用，多吃香蕉，可降低血压，预防高血压和心血管疾病；香蕉果肉甲醇提取物对细菌、真菌有抑制作用，可消炎解毒。

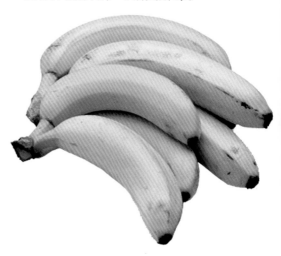

食用宜忌

香蕉中有较多的镁元素，镁是影响心脏功能的敏感元素，对心血管产生抑制作用。空腹吃香蕉会使人体中的镁骤然升高从而对心血管产生抑制作用，不利于身体健康。

营养食谱

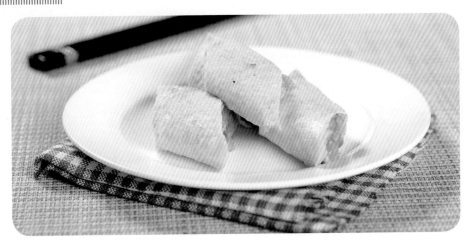

◆ **香蕉煎饼**

主　料：中筋面粉 100 克，牛奶 220 毫升，鸡蛋 1 个。

辅　料：黄油 20 克，泡打粉 2 克，香蕉 1 根。

调　料：糖 25 克，香蕉果酱 15 克。

做　法：

1. 面粉加牛奶、鸡蛋、泡打粉和水搅拌成糊状。

2. 香蕉切成小粒备用。

3. 锅烧热后放少许黄油，倒入一勺面糊，摊开后撒上香蕉粒，煎熟即可。

　小 贴 士

　　泡打粉不要放得过多，不要放得时间过长，否则面会发的太大，面糊成蜂窝状。

金橘

强化微血管弹性

别　　　名	洋奶橘、牛奶橘、金枣、金弹、金丹、金柑。
性味归经	性温，味辛、甘、酸；归肝、肺、脾、胃经。
建议食用量	每次 30 ~ 50 克。

营养成分

碳水化合物、蛋白质、粗纤维、维生素 C、维生素 P 及磷、钙、镁、锰、锌、铜、铁等。

降压功效

金橘富含维生素 P，是维护血管健康的重要营养素，能强化微血管弹性，可作为高血压、血管硬化、心脏疾病之辅助调养食物。

降压良方

干橘皮 6 克，加少许绿茶，水煎后饮用。

食用功效

金橘果实含丰富的胡萝卜素，可预防色素沉淀、增进皮肤光泽与弹性、减缓衰老、避免肌肤松弛生皱；也可预防血管病变及癌症，更能理气止咳、健胃、化痰、预防哮喘及支气管炎。

金橘 80% 的维生素 C 都存于果皮中，果皮对肝脏之解毒功能、眼睛的养护、免疫系统之保健皆颇具功效，而且金橘的果皮比果肉甜。

食用宝典

金橘的特点是果皮和果肉一起食用，咀嚼后，顿觉喉间津润、满口生香。金橘除鲜食外，也可泡茶饮用。还可以加工成白糖金橘饼、甘草金橘饼、果酱、橘皮酒、金橘汁等。果皮还可提取芳香油。

营养食谱

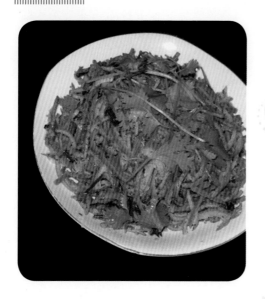

◆ 金橘甜绿茶

主　料：金橘 50 克，枸杞子 10 克，绿茶 1 小包。

辅　料：冰糖 1 小匙。

做　法：

1. 枸杞子洗净，用水泡软；金橘洗净，一起放入果汁机中，加入冷开水 500 毫升，搅拌成泥。

2. 再倒入锅中，用小火煮滚，放入冰糖，煮至溶化后熄火。

3. 在杯中放入绿茶茶包，冲入做法 2 的汤汁，约 3 分钟后，取出茶包，搅拌均匀，即可饮用。

◆ 凉拌橘皮丝

主　料：鲜橘皮 2 ~ 3 个。

调　料：白糖 2 勺。

做　法：

1. 鲜橘皮切细丝，放入碗内，入屉略蒸 10 分钟左右。

2. 取出放凉，拌入 2 勺白糖。每天 1 次，连服 10 ~ 15 天。

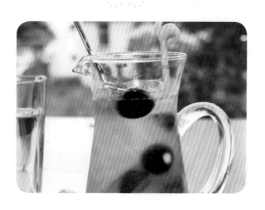

菠萝

预防脂肪沉积

别 名 番梨、露兜子、凤梨。

性味归经 性平，味甘、微酸；归胃、肾经。

建议食用量 每次 100 ~ 200 克。

营养成分

糖类、蛋白水解酶、有机酸与维生素 C、蛋白质、脂肪、膳食纤维素、多种矿物质（钙、磷、铁）、维生素（维生素 A、维生素 B_1、维生素 B_2、维生素 PP）等。

降压功效

菠萝含有促进血液循环的酶，能稀释血脂，预防脂肪沉积，因此可以起到降低血压的作用。

降压良方

取鲜成熟的菠萝果 1500 克，5% 左右淡盐水 500 毫升。将菠萝果冲洗干净，削去皮、刺，切成若干个月牙形的小块。把切好的菠萝块投放于淡盐水中，浸泡半个小时左右捞出即可食用。

生活实用小窍门

优质菠萝的果实呈圆柱形或卵圆形，大小均匀适中，果形端正，芽根数量少。

食用功效

菠萝具有健胃消食、补脾止泻、清胃解渴等功效；菠萝含有一种叫"菠萝蛋白酶"的物质，它能分解蛋白质，溶解阻塞于组织中的纤维蛋白和血凝块，改善局部的血液循环，消除炎症和水肿；菠萝中所含的糖、盐类和酶有利尿作用，适当食用对肾炎、高血压病患者有益。

食用宜忌

由于菠萝中含具有刺激作用的苷类物质，因此应将果皮和果刺修净，将果肉切成块状，在淡盐水或糖水中浸渍，浸出苷类，然后再吃。

在食肉类或油腻食物后，吃些菠萝对身体大有好处。但切忌食用过量，否则易刺激口腔黏膜及降低味觉。对菠萝蛋白酶过敏者，食用菠萝会出现皮肤发痒等症状，若食用后出现头晕、呕吐、腹泻、全身发痒、皮肤泛红等明显过敏现象，应尽快就医。

营养食谱

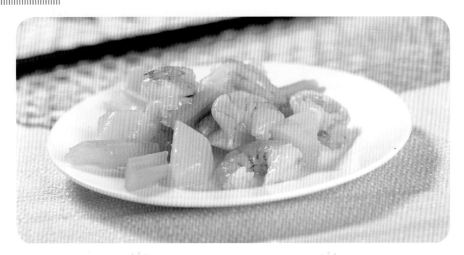

◆ 菠萝炒虾球

主　料：大虾仁 200 克，菠萝 100 克，芦笋 30 克，鲜菊花 1 朵。

辅　料：葱 5 克，姜 3 克，植物油 200 克。

调　料：番茄酱 15 克，白糖 25 克，盐 2 克，淀粉 15 克。

做　法：

1. 大虾仁去虾线腌制入味拉油备用。

2. 菠萝去皮切成滚刀块，放入淡盐水中备用。

3. 锅坐火上，锅内放少许油，爆香葱姜下番茄酱炒出红油，再放入虾球、菠萝加盐、白糖翻炒均匀，勾少许芡撒上鲜菊花瓣即可。

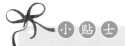 小贴士

鲜菊花要后放，否则会变软失去香气。

柑橘

降低胆固醇

别　　　名 蜜橘、朱砂橘、潮州柑。

性味归经 性凉，味甘、酸；归
肺、胃经。

建议食用量 每天 1 ~ 2 个。

营养成分

糖类（葡萄糖、果糖、蔗糖）、多
种矿物质（钙、磷、铁等）、维生素
（维生素 A、维生素 C、维生素 P、维
生素 PP）和果酸，果皮中富含有挥发
油、类黄酮、橙皮苷、肌醇及维生素
B，柑橘网络中含有较多量的膳食纤维
素与多种维生素。

降压功效

柑橘内侧薄皮含有膳食纤维及果
胶，可以促进通便，并且可以降低胆
固醇；橘皮苷可以加强毛细血管的韧
性、降血压、扩张心脏的冠状动脉，
故柑橘是预防冠心病及动脉硬化的食
品。

降压良方

熟透的鲜橘 2 个，煮熟的冷牛奶
100 毫升，蜂蜜适量。将橘子洗净，剥
去外层硬皮，分成若干小瓣，挤去核，
放入榨汁机榨取汁，然后加入牛奶汁
与蜂蜜，调好口味搅拌均匀即成。

食用功效

柑橘富含维生素 C 与柠檬酸，前
者具有美容作用，后者则有消除疲劳
的作用；另外，柑橘还是水果中不可
多得的富含胡萝卜素的水果。

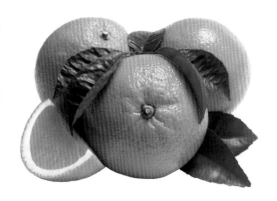

食用宜忌

柑橘富含胡萝卜素，如果短期内
过量食用会导致手脚黄染，减少食用
后，症状可自行消除。

柑橘如果一次食用过多，就会"上
火"，促发口腔炎、牙周炎等症。

营养食谱

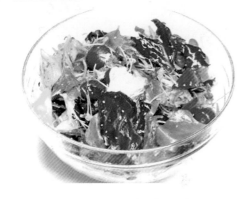

◆ **柑橘汁**

将柑橘洗净，用手剥去皮，果肉分成小瓣，撕去筋和膜，去核，再放入榨汁机中搅打成果汁即可。具有清热凉血、助生长发育及降低血压之效。适用于儿童、高血压患者饮服。

◆ **柑橘拌蔬菜**

主　料： 柑橘罐头 50 克，圆白菜 20 克，绿豆芽 20 克，裙带菜（干）10 克。

调　料： 芝麻油 3 克，酱油 1 克。

做　法：

1. 将柑橘罐头的汤汁倒掉，沥干；将圆白菜切成细丝，绿豆芽去根须，裙带菜切碎，全部材料都用热水烫过，以滤网沥干水分。

2. 将柑橘、圆白菜、绿豆芽、裙带菜放入料理盆中，搅拌均匀，再以芝麻油和酱油调味，也可以根据个人喜好淋上无油的调味酱。

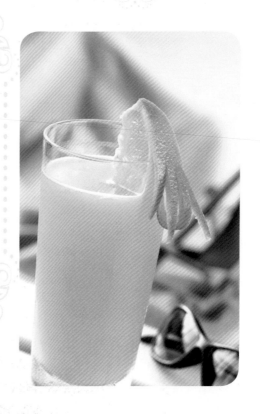

柚子

——✦ 降血糖、降血脂

别　　名	文旦、霜柚。
性味归经	性寒，味甘、酸；归肺、胃经。
建议食用量	每天约 100 克。

营养成分

糖类、维生素 B_1、维生素 B_2、维生素 C、维生素 P、胡萝卜素、钾、磷、枸橼酸等。

降压功效

柚子中含有对高血压患者十分有益的天然元素钾，含钠量很少，因此是适于心脑血管病患者的食疗水果。

降压良方

新鲜柚皮 1 只，将柚皮最外层的黄色表层削掉或烧焦以后刮掉，放清水中浸泡 1 天去掉苦味，然后切成块加水煮汤。柚皮煮烂后，加入切碎的大葱及精盐适量，滴入少许香油，每日 1 次，佐餐用。

生活实用小窍门

选购柚子的方法一般是"闻""叩"两个环节。挑选柚子最好选择上尖下宽的标准型，表皮需薄而光润，并且色泽呈淡绿或淡黄，如果看起来是柔软、多汁的样子更好。

食用功效

柚子中含有大量的维生素 C，能降低血液中胆固醇；柚子的果胶不仅可降低低密度脂蛋白胆固醇水平，而且可以减少动脉壁的损坏程度。柚子还有增强体质的功效，并帮助身体更容易吸收钙及铁，且含有天然叶酸，有预防孕妇贫血症状发生和促进胎儿发育的功效；新鲜的柚子肉中含有类似于胰岛素的成分铬，能降低血糖。

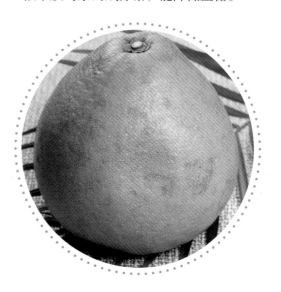

食用宜忌

宜食：柚子适宜消化不良者食用；适宜慢性支气管炎、咳嗽、痰多气喘者食用；适宜饮酒过量后食用，酒后鲜食柚子，可使唇齿留香。

忌食：因其性凉，故气虚体弱之人不宜多食。柚子有滑肠之效，故腹部寒冷、常患腹泻者宜少食。

营养食谱

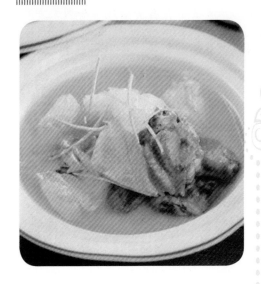

◆ 柚子肉炖鸡

主　料：柚子1个（最好隔年越冬者），白条雄鸡1只（约500克）。

做　法：

1. 雄鸡洗净；柚子去皮。

2. 将柚子肉放入鸡肚内，置于炖锅中，加适量清水，隔水炖熟调味即可。

◆ 柚子茶

连皮带瓤柚子500克，蔗糖100克，槐花蜜250克。将柚子用温水洗净，用干净的毛巾吸去水分。然后将柚子剥开，注意要分三部分。首先是柚子皮（含油的那部分），然后是柚子皮与柚子果肉之间的白瓤，最后是柚子果肉。将柚子皮切成长度大约4～5厘米、宽度0.1～0.2厘米的块，切好后放在旁边待用；将柚子果肉剥出来，将果肉放进一个大的容器内，用搅拌器进行粉碎成末；将柚子皮、果肉末加蔗糖、槐花蜜放到准备好的玻璃瓶中，密封后放在冷藏柜约10天后就可以食用了。放的时间越久，味道越好。具有美容、减肥的功效。

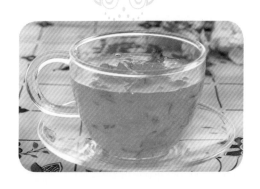

第三节 可降低血压的谷物、豆类

燕麦

降低血胆固醇水平

别　　　名 莜麦、油麦、玉麦。

性 味 归 经 性平，味甘；归肝、脾、胃经。

建议食用量 每餐 20 ~ 40 克。

营养成分

粗蛋白质、水溶性膳食纤维、脂肪、B 族维生素、烟酸、叶酸、泛酸、维生素 E、磷、铁、钙等。

降压功效

燕麦中含有丰富的可溶性纤维，可抑制小肠对胆固醇的吸收与代谢，降低血胆固醇水平。

食用注意

燕麦营养丰富，但不容易消化，所以，食用燕麦食品要掌握"少量、经常"的原则，每天食用量以 40 克为宜，小孩或者老人还应更少，否则有可能造成胃痉挛或者腹部胀气。老人或者小孩不要在晚餐大量食用燕麦食品，即使食用也应该选择燕麦粥。用燕麦粉与土豆粉做成土豆燕麦饼，然后油炸、焙烤或煮食都是不错的选择，风味和口感都很好。

食用功效

燕麦可降低人体三酰甘油和低密度脂蛋白，预防冠心病，防治糖尿病，有利于减少糖尿病心血管并发症的发生；燕麦可通便导泄，对于习惯性便秘患者有很好的帮助；此外，燕麦中含有的钙、磷、铁、锌、锰等矿物质也有预防骨质疏松、促进伤口愈合、防止贫血的功效。

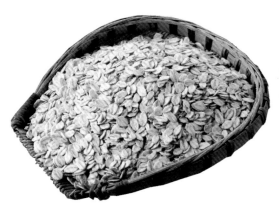

食物相宜

燕麦 + 山药：益寿延年，是糖尿病、高血压、高血脂患者的食疗佳肴。

燕麦 + 南瓜：益肝和胃，润肠通便，降血压，降血脂。

营养食谱

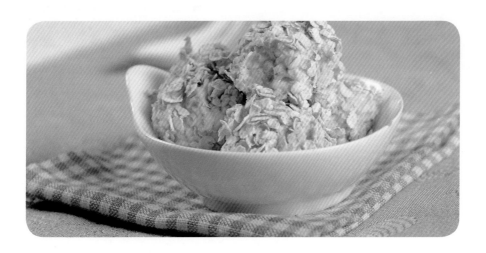

◆ 燕麦鸡球

主　料：鸡腿肉 300 克。

辅　料：燕麦片 30 克。

调　料：番茄沙司 25 克，卡夫奇软酱 45 克，炼乳 5 克，盐 2 克，白醋 2 克，洋葱、淀粉、植物油各适量。

做　法：

1. 将鸡腿肉改刀成 3 厘米丁，加盐、料酒、洋葱腌制 20 分钟。

2. 将腌制好的鸡肉粘淀粉炸至金黄色。

3. 将炸好的鸡球粘上调好的卡夫奇妙酱裹上燕麦片即可。

小 贴 士

卡夫奇妙酱加番茄沙司、炼乳、白糖、白醋、盐做成奇妙汁即可。

黄豆

软化动脉血管

别　　　名	黄大豆、豉豆。
性味归经	性平,味甘;归脾、大肠经。
建议食用量	每天约40克。

营养成分

蛋白质、优质脂肪、氨基酸、亚麻酸、亚油酸、卵磷脂和磷、钙、铁、锌等。

降压功效

黄豆中的脂肪含量为15%～20%,以不饱和脂肪酸居多,有降低胆固醇、软化动脉血管等作用功效,因此被心血管专家推荐为防治高血压、冠心病、动脉粥样硬化等病患的理想食物。

降压良方

1. 煮熟的黄豆浸于食醋中,2～3日后食之,每次10～15粒,每日3次,坚持服食,有降压作用。

2. 毛豆适量的,连荚煮水当茶饮,可以使血管软化。

生活实用小窍门

黄豆的种皮和子叶之间有较大的空隙,所以吸附和解吸能力均很强,因此储藏黄豆在高湿环境下应特别注意做好防潮工作。

食用功效

黄豆蛋白质中所含人体必需的氨基酸较为齐全,尤其富含赖氨酸,正好补充谷类赖氨酸不足的缺陷,而黄豆中缺乏的蛋氨酸,又可从谷类得到补充,因此谷豆混食是科学的食用方法。黄豆脂肪中的亚麻酸及亚油酸,有降低胆固醇的作用。黄豆中卵磷脂含量也较多,对神经系统的发育有好处。

黄豆中含有较多的黄豆异黄酮,这是一种植物雌激素,对骨骼健康和缓解女性更年期症状有益。黄豆中的钙对预防小儿佝偻病及老年人骨质疏松很适宜,对神经衰弱和体虚者也大有裨益。

饮食宝典

大豆可以加工豆腐、豆浆、腐竹等豆制品,还可以提炼大豆异黄酮。其中,发酵豆制品包括腐乳、臭豆腐、豆瓣酱、酱油、豆豉、纳豆等。而非发酵豆制品包括水豆腐、干豆腐(百页)、豆芽、卤制豆制品、油炸豆制品、熏制豆制品、炸卤豆制品、冷冻豆制品、干燥豆制品等。另外,豆粉则是代替肉类的高蛋白食物,可制成多种食品,包括婴儿食品。

营养食谱

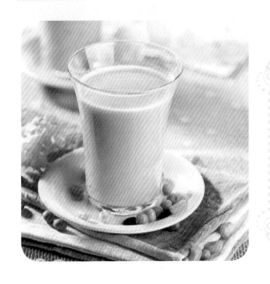

◆ 黄豆蒸南瓜

主　料：黄豆 100 克，南瓜 100 克。

调　料：香油、葱、蒜各适量。

做　法：

1. 黄豆泡发好，洗净备用。

2. 南瓜洗净，掏净籽，做成盅。将南瓜和黄豆摆盘，撒上葱、蒜，放入蒸锅内蒸 15 分钟左右。

3. 出锅前淋上香油即可食用。

◆ 蜜枣黄豆牛奶

主　料：黄豆粉 20 克，干蜜枣 15 克，鲜牛奶适量。

调　料：冰糖、蚕豆、水各适量。

做　法：

1. 将干蜜枣用温水泡软洗净备用。

2. 蚕豆用开水煮熟剥掉外皮，切成小丁备用。

3. 将黄豆粉、干蜜枣、鲜牛奶、煮熟的蚕豆放入果汁机内搅 2 分钟，倒入杯中加入冰糖即可食用。

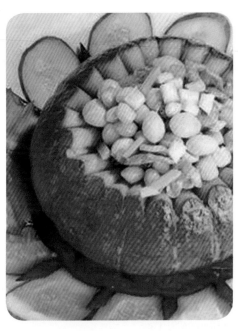

绿豆

•✦• 高钾低钠软化血管

别　　名 青小豆、植豆。

性味归经 性凉，味甘；归心、胃经。

建议食用量 每餐40～80克。

营养成分

蛋白质、脂肪、碳水化合物、维生素 B_1、维生素 B_2、胡萝卜素、烟碱酸、叶酸、钙、磷、铁等。

降压功效

绿豆中的多糖成分能增强血清脂蛋白酶的活性，使脂蛋白中三酰甘油水解，达到降血脂的疗效，可以防治冠心病、心绞痛；绿豆中含有一种球蛋白和多糖，能促进动物体内胆固醇在肝脏分解成胆酸，加速胆汁中胆盐分泌和降低小肠对胆固醇的吸收。

降压良方

绿豆100克，甘草5克，大枣15枚。将甘草、大枣放到温热水中浸泡，甘草切碎，大枣去核；将绿豆淘净，放锅里，加水煮烂，放入甘草、大枣，用小火煮半小时。每日早晨、晚上分食。此方滋阴补虚、利水降压，对高血压、动脉硬化症、冠心病、慢性肾炎有调养作用。

食用功效

绿豆营养丰富，药用价值也很高，其所含的蛋白质、卵磷脂均有兴奋神经、增进食欲的功效，为人体许多重要脏器增加营养所必需；绿豆对葡萄球菌以及某些病毒有抑制作用，能清热解毒；绿豆中含有的胰蛋白酶抑制剂，能减少蛋白质分解，能够有效保护肾脏。

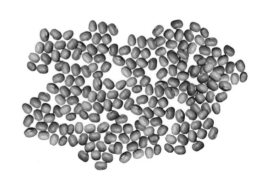

食用宜忌

绿豆具有解毒作用。经常在有毒环境下工作或接触有毒物质的人，可经常食用绿豆来解毒保健。由于绿豆有解毒作用，服用中药特别是温补中药时不要吃绿豆食品，以免降低药效。脾胃虚寒滑泄者勿食。

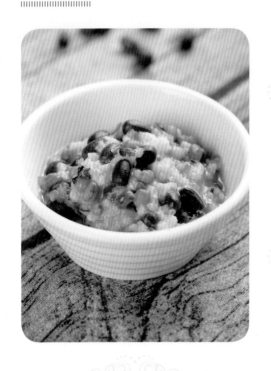

◆ 绿豆汤

主　料：绿豆 100 克。

调　料：冰糖适量。

做　法：

1. 将绿豆洗净备用。

2. 锅放清水烧开，然后放入绿豆，用大火烧煮，煮至汤水将收干时，添加滚开水，再煮 15 分钟，绿豆就开花酥烂。

3. 加入冰糖，再煮 5 分钟，过滤取汤即可。

◆ 三豆粥

主　料：绿豆、黑豆、赤豆各 30 克。

调　料：白糖适量。

做　法：取黑豆，绿豆，赤豆各等量混合在一起，用水洗净放入锅内，加适量水，先用大火煮沸，再转小火煮烂，加适量白糖调味即可。

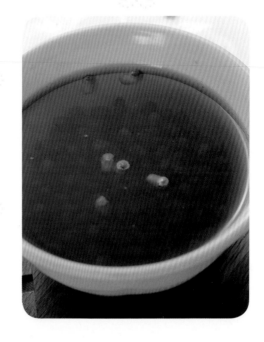

黑豆

·含降低胆固醇的元素，有效降低血压

别　　　名 黑黄豆、乌豆、料豆。
性 味 归 经 性平，味甘；归脾、肾经。
建议食用量 每餐约 30 克。

营养成分

蛋白质、脂肪、维生素、微量元素、皂苷、黑豆色素、黑豆多糖、异黄酮等。

降压功效

黑豆中的植物固醇，有抑制人体吸收胆固醇、降低胆固醇在血液中含量的作用。常食黑豆，能软化血管、滋润皮肤、延缓衰老，特别是对高血压、心脏病等患者有益。

降压良方

醋泡黑豆：将黑豆洗净装于罐内，倒入米醋浸没黑豆。放置阴凉处或冰箱冷藏保存 10 ~ 20 天后即可食用。如豆将醋吸干，可再加醋。每次吃 10 粒黑豆，1 日 3 次，饭后嚼碎咽下。用醋泡黑豆能使有效成分从黑豆中溶出，促使机体全面吸收，从而有效降低血压。

食用功效

黑豆中蛋白质含量高达 36% ~ 40%，含有 18 种氨基酸，特别是人体必需的 8 种氨基酸；黑豆还含有不饱和脂肪酸，其不饱和脂肪酸含量达 80%，吸收率高达 95% 以上，除能满足人体对脂肪的需要外，还有降低血中胆固醇的作用。黑豆中营养元素如锌、铜、镁、钼、硒、氟等的含量都很高，其中的一些微量元素对延缓人体衰老、降低血液黏稠度非常重要。黑豆中膳食纤维含量高达 10% 以上，常食黑豆，可以促进消化，防止便秘发生。

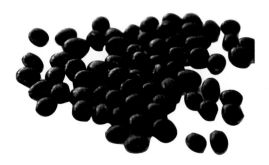

食用宜忌

煮食黑豆需要控制火候：不宜食用未煮熟的黑豆，否则会使肠胃不好的人出现胀气现象；也不宜过度加热，煮得过烂容易使营养成分分解，降低降压功效。

营养食谱

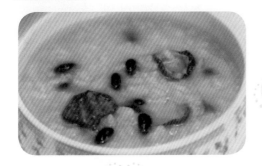

◆ 黑豆山楂杞子粥

主 料：黑豆 50 克，山楂 100 克。

辅 料：枸杞子 20 克。

调 料：红糖 20 克。

做 法：

1. 山楂切碎、去核，与枸杞子、黑豆同入砂锅，加足量水，浸泡 1 小时至黑豆泡透。

2. 用大火煮沸，改小火煮 1 小时，待黑豆酥烂，加红糖拌匀即可。适宜于肝肾阴虚型高血压、脂肪肝等患者食用。

小 贴 士

在制作小窝头时，手掌中间抹少许水，这样制作出的小窝头光滑细腻。

◆ 黑豆小窝头

主 料：黑豆面 200 克，玉米面 200 克。

辅 料：面粉 50 克，牛奶 100 克。

调 料：泡打粉 5 克，酵母 8 克，白糖 30 克。

做 法：

1. 黑豆面加入玉米面、面粉、白糖、泡打酵母拌匀，加入牛奶和成面团醒发。

2. 面团搓成条下剂，制成小窝头生坯上笼蒸 10 分钟即可。

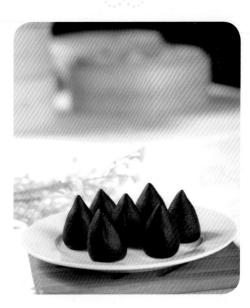

红薯

预防心血管疾患

别　　　名　蕃薯、地瓜、甘薯。

性味归经　性平，味甘；归脾、
　　　　　　胃、大肠经。

建议食用量　每次约150克。

营养成分

糖、蛋白质、脂肪、粗纤维、胡萝卜素、维生素 B_1、维生素 B_2、维生素 C 和钙、磷、钾、铁等。

降压功效

红薯富含钾、β-胡萝卜素、叶酸、维生素 C 和维生素 B_6，这 5 种成分均有助于预防心血管疾病。钾有助于人体细胞液体和电解质平衡，维持正常血压和心脏功能。β-胡萝卜素和维生素 C 有抗脂质氧化、预防动脉粥样硬化的作用。补充叶酸和维生素 B_6 有助于降低血液中高半胱氨酸水平，后者可损伤动脉血管，是心血管疾病的独立危险因素。

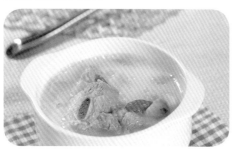

食用功效

红薯含有丰富的糖、纤维素和多种矿物质、维生素，其中胡萝卜素、维生素 C 和钾尤多。经过蒸煮后，红薯内部淀粉发生变化，膳食纤维增加，能有效刺激肠道的蠕动，促进排便。红薯中还含有大量黏液蛋白，能够防止肝脏和肾脏结缔组织萎缩，提高人体免疫力。红薯中还含有丰富的矿物质，对于维持和调节人体功能，起着十分重要的作用，其中的钙和镁可以预防骨质疏松症。红薯中还含有很多植物化学物质，能够防治结肠癌和乳腺癌。

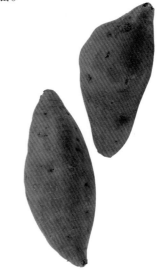

食用宜忌

红薯的糖分多，身体一时吸收不完，剩余部分停留在肠道里容易发酵，使腹部不适。中医认为，湿阻脾胃、气滞食积者应慎食红薯。

营养食谱

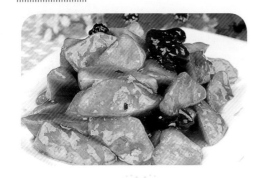

◆ 蜜烧红薯

主　料：红薯 500 克，红枣 100 克，蜂蜜 100 克。

调　料：植物油、冰糖、水各适量。

做　法：

1.将红薯洗净，去皮，切成滚刀块。将红枣洗净，去核，切碎末，备用。

2.锅置火上，倒油烧热，放入红薯炸熟，捞出，沥油，备用。

3.锅置火上，加入少许清水。放入冰糖熬化，放入过油的红薯，煮至汁黏，加入蜂蜜，撒入红枣搅匀，再煮 5 分钟即可。

小贴士

栗子不易软烂可提前蒸一下去皮。

◆ 小米栗子红薯粥

主　料：小米 100 克。

辅　料：栗子 30 克，红薯 50 克。

做　法：

1.栗子去皮，红薯去皮切小块。

2.小米淘洗干净。

3.锅中加水烧开加入小米、栗子、红薯同煮 20 分钟即可。

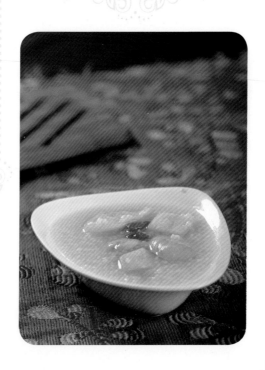

第四节 可降低血压的肉类鱼鲜

鸭肉

⬩⟶ 有效降低胆固醇

性味归经 性凉，味甘、咸；归脾、胃、肺、肾经。

建议食用量 每餐约80克。

营养成分

蛋白质、脂肪、泛酸、碳水化合物、胆固醇、维生素A、硫胺素、核黄素、烟酸、维生素E、钙、磷、钾、钠、镁、铁、锌、硒、铜、锰等。

降压功效

鸭肉富含不饱和脂肪酸，有降低胆固醇的作用，易于消化，是高血压、高血脂患者的很好选择。

降压良方

鸭1只，去内脏后切块；海带60克，泡软洗净。加水一同炖熟，略加食盐调味服食。

海带味咸凉，有降血压、降血脂的作用；鸭肉能补阴抑阳，亦属凉性，故民间多用来防治高血压、血管硬化。

经典论述

《食疗本草》："滋五脏之阴，清虚劳之热，补血行水，养胃生津，止咳息惊。"

食用功效

鸭肉蛋白质的氨基酸组成与人体相似，利用率较高；鸭肉也是肉类中含维生素A和B族维生素较多的品种，其中内脏比肌肉含量更高，尤以肝脏最高。鸭肉还含有较多的铁、铜、锌等矿物质，其中鸭肝含铁最多。

鸭蛋中的蛋白质含量和鸡蛋相当，而矿物质总量远胜鸡蛋，尤其铁、钙含量极为丰富，能预防贫血、促进骨骼发育。

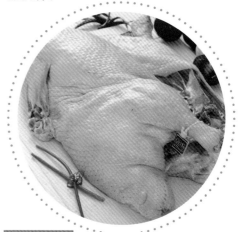

食用宜忌

鸭肉中的脂肪酸溶点低，易于消化。鸭肉所含B族维生素和维生素E较其他肉类多，能有效抵抗脚气病、神经炎和多种炎症，还能抗衰老。鸭肉中含有较为丰富的烟酸，它是构成人体内两种重要辅酶的成分之一，对心肌梗死等心脏疾病患者有保护作用。

营养食谱
||||||||||||||||||||

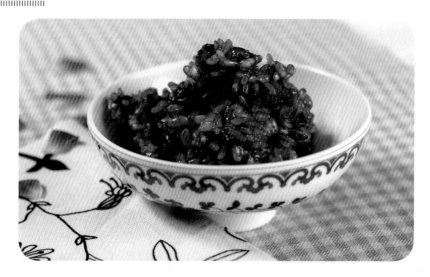

◆ 荷叶黑糯米鸭

主　料：白条鸭 400 克，黑糯米 100 克。

辅　料：荷叶 1 张。

调　料：蚝油 5 克，盐、味精各 4 克，白糖 2 克。

做　法：

1. 荷叶用水泡开，白条鸭切粒，黑糯米蒸好备用。

2. 将白条鸭粒、黑糯米加入蚝油、盐、味精、白糖拌匀，放入荷叶包裹好，放入蒸箱蒸熟即可。

小贴士

　　糯米要泡软，拌好原料调好味用荷叶包紧，这样做出来的糯米黏性大、不散。

鸽子

防治动脉硬化

别　　名	白凤、家鸽、鹁鸽。
性味归经	性平，味甘、咸；归肝、肾经。
建议食用量	每餐约80～100克，鸽子蛋每天2个。

营养成分

蛋白质、脂肪、碳水化合物、钙、铁、铜、维生素A、维生素B、维E等。

降压功效

鸽肝中含有最佳的胆素，可帮助人体很好地利用胆固醇，防治动脉硬化。

降压良方

鳖甲30克，白鸽1只。把鳖甲打碎放进剖好的白鸽腹内，加少量水隔水炖烂服用。适用于高血压症。

经典论述

1.《本经逢原》："久患虚赢者，食之有益。"

2.《本草再新》："治肝风肝火，滋肾益阴。"

3.《四川中药志》："治妇女干血劳，月经闭止，截疟，疗肠风下血。"

食用功效

中医认为，鸽肉易于消化，具有滋补益气、祛风解毒的功效，对病后体弱、血虚闭经、头晕神疲、记忆衰退有很好的补益治疗作用。

鸽子的骨内含有丰富的软骨素，可与鹿茸中的软骨素相媲美，经常食用，具有改善皮肤细胞活力、增强皮肤弹性、改善血液循环、红润面色等功效。鸽肉中还含有丰富的泛酸，对脱发、白发等有很好的疗效。乳鸽含有较多的支链氨基酸和精氨酸，可促进体内蛋白质的合成，加快创伤愈合。

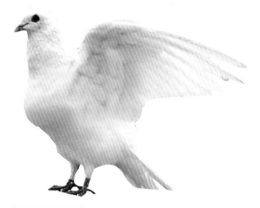

食用宝典

鸽肉鲜嫩味美，可炖、可烤、可炸、可做小吃等。清蒸或煲汤能最大限度地保存其营养成分。

鸽肉四季均可入馔，但以春天、夏初时的鸽肉最为肥美。欲健脑明目或进行病后和产后调补，可将乳鸽与参杞配伍，佐以葱、姜、糖、酒一起蒸熟食用。

营养食谱

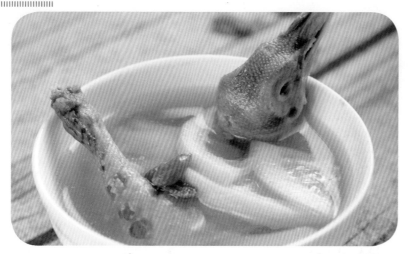

◆ 柠檬乳鸽汤

主　料：乳鸽 300 克，猪排骨 200 克，柠檬 40 克。

调　料：姜、盐各适量。

做　法：

1. 洗净宰好的乳鸽，斩大件；洗净排骨，斩块，和乳鸽一起氽水，捞起沥水。

2. 用盐和少许水揉搓柠檬表皮，然后冲净，取半个切片，去核。

3. 煮沸清水，放入所有材料，武火煮 20 分钟，转文火煲 1.5 小时，放入柠檬片，煲 10 分钟，下盐调味即可食用。

小 贴 士

　　柠檬含有丰富的有机酸，其味极酸；柠檬汁有很强的杀菌作用，对保持食品卫生很有好处；柠檬富有香气，能祛除肉类、水产的腥膻之气，并能使肉质更加细嫩；柠檬还能促进胃中蛋白分解酶的分泌，增加胃肠蠕动。

鲤鱼

降低胆固醇

别　　　名 龙门鱼、鲤拐子、赤鲤、黄鲤、白鲤、赖鲤。

性味归经 味甘，性平；归脾、肾、肺经。

建议食用量 每次约100克。

营养成分

蛋白质、脂肪、胱氨酸、组氨酸、谷氨酸、甘氨酸、赖氨酸、精氨酸等氨基酸，肌酸、烟酸、维生素 A、B_1、B_2、C 及钙、磷、铁等。

降压功效

鲤鱼的脂肪多为不饱和脂肪酸，能很好地降低胆固醇，可以防治动脉硬化、冠心病。

经典论述

1《本草纲目》："煮食，下水气，利小便；烧末，能发汗，定气喘、咳嗽，下乳汁，消肿。"

2.《本草拾遗》："主安胎。胎动、怀好身肿，为汤食之。破冷气疙癖气块，横关伏梁，作给以浓蒜食之。"

3.《滇南本草》："治痢疾，水泻，冷气存胃，作羹食。"

4.《本经逢原》："治便血，同白蜡煮食。"

食用功效

中医认为，鲤鱼具有滋补健胃、利水消肿、通乳、清热解毒、止咳下气的功效。鲤鱼的蛋白质不但含量高，而且质量也佳，鲤鱼还能供给人体必需的氨基酸、矿物质和维生素。

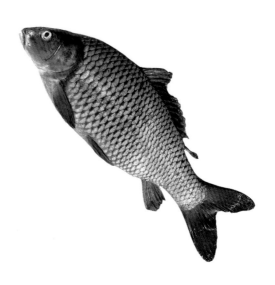

食用宜忌

宜食：适宜肾炎水肿、黄疸肝炎、肝硬化腹水、心脏性水肿、营养不良性水肿、脚气浮肿、咳喘患者食用；同时适宜妇女妊娠水肿、胎动不安、产后乳汁缺少之人食用。

忌食：鱼是发物，素体阳亢及疮疡者慎食。

忌配：鲤鱼忌与芋头、牛羊油、荆芥、甘草、南瓜和狗肉同食，也忌与中药中的朱砂同服。

营养食谱

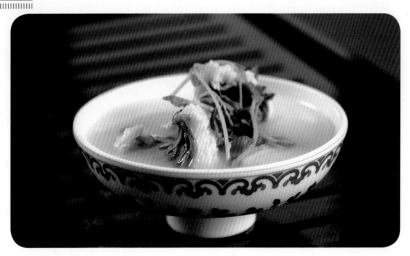

◆ 鲤鱼豆苗汤

主　料：鲤鱼 1 条约 750 克。

辅　料：豆苗 10 克，枸杞子 2 克，上汤 500 克。

调　料：盐 5 克，鸡粉 3 克，胡椒粉 2 克，料酒 10 克，葱、姜各 5 克，植物油适量。

做　法：

1. 将鲤鱼去鳃、内脏洗干净。

2. 锅烧热后放少许油将鲤鱼煎成两面金黄出锅备用。

3. 锅内放入葱姜煸香，下入鲤鱼烹料酒加上汤烧开转中火炖制鲤鱼熟透，汤汁奶白加入盐、鸡粉、胡椒粉调好味即可。

小贴士

鲤鱼鳞含有丰富的脂肪，做汤之前煎一下能去腥气，并能增加鱼汤的香气。

鲫鱼

降低血液黏稠度

别　　　名	河鲫、鲫瓜子、喜头鱼、海附鱼、童子鲫。
性 味 归 经	味甘，性平；归脾、胃、大肠经。
建议食用量	每次约 100 克。

营养成分

蛋白质、脂肪、维生素 A、B_1、B_2、B_{12} 和钙、磷、铁、硫胺素、核黄素、烟酸等。

降压功效

鲫鱼所含的蛋白质、氨基酸种类齐全，易于消化吸收，是肝肾疾病、心脑血管疾病患者的良好蛋白质来源，常食可增强抗病能力，肝炎、肾炎、高血压、心脏病、慢性支气管炎等疾病患者可经常食用。

鲫鱼小知识

鲫鱼俗称鲫瓜子，味道鲜美，肉质细嫩，食之鲜而不腻，略感甜味。这是一种适应性很强的鱼类，栖于江河、湖泊、池沼、河渠中，尤以水草丛生的浅水湖和池塘较多，鲫鱼四季均产，但以 2 ~ 4 月和 8 ~ 12 月产的最肥。

食用功效

鲫鱼有健脾利湿、和中开胃、活血通络、温中下气之功效，对脾胃虚弱、水肿、溃疡、气管炎、哮喘、糖尿病有很好的滋补食疗作用；鲫鱼肉嫩味鲜，可做粥、做汤、做菜、做小吃等，尤其适于做汤，鲫鱼汤不但味香汤鲜，而且具有较强的滋补作用，非常适合中老年人和病后虚弱者食用，产后妇女多食鲫鱼汤，可补虚通乳。

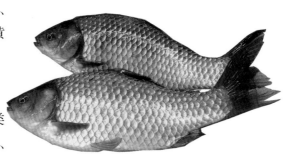

食用宝典

鲫鱼肉质细，纤维短，极易破碎，剖鱼时应将鱼肚朝下，刀口斜入。鲫鱼的表皮有一层黏液非常滑，所以切起来不太容易，若在剖鱼时，将手放在盐水中浸泡一会儿，切起来就不会打滑了。

巧去鱼腥味：将鱼去鳞剖腹洗净后，放入盆中，倒一些黄酒，就能除去鱼的腥味；鲜鱼剖开洗净，在牛奶中泡一会儿既可除腥，又能增加鲜味。

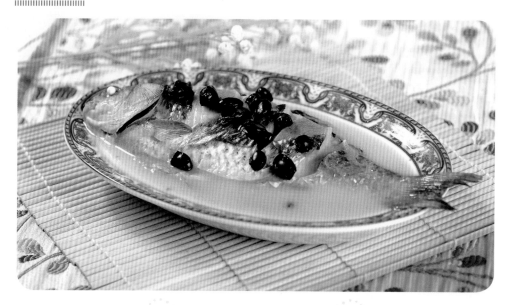

◆ 黑豆炖鲫鱼

主　　料：鲫鱼1条。

辅　　料：黑豆50克，葱10克，姜10克。

调　　料：盐5克，鸡粉6克，胡椒粉3克，高汤适量。

做　　法：

1. 鲫鱼宰杀好备用，黑豆放水涨发好备用。

2. 锅上火放入高汤，黑豆、葱、姜、盐、鸡粉、胡椒粉，小火熬20分钟鲫鱼软烂汤汁浓白后即可。

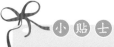

黑豆先用水泡一晚上，泡软后再与鲫鱼一起制作。

螃蟹

——高二低降血压

别　　　名 河蟹、毛蟹、稻蟹、中
华绒螯蟹。

性味归经 性寒，味咸；归肝、胃
经。

建议食用量 每次约80克。

营养成分

蛋白质、脂肪、维生素 A、维生
素 B_1、维生素 B_2 和烟酸、钙、磷、铁、
谷氨酸、甘氨酸、脯氨酸、组氨酸、
精氨酸等多种氨基酸，微量的胆甾醇。
蟹壳含碳酸钙、蟹红素、蟹黄素、甲
壳素、蛋白质等。

降压功效

蟹肉是典型的低脂肪、高蛋白、
低热量的食物，对于高血压、动脉硬
化、脑血栓、高血脂及各种癌症有较
好的疗效。

生活实用小窍门

螃蟹巧清洗：先在螃蟹桶里倒入
少量的白酒去腥，等螃蟹略有昏迷的
时候用锅铲的背面将螃蟹敲晕，用手
迅速抓住它的背部，拿刷子将成平面
状的螃蟹腹部刷干净，注意角落不要
遗漏，检查没有淤泥后丢入另一桶中，
用清水冲净即可。

食用功效

蟹肉具有舒筋益气、理胃消食、
通经络、散诸热、清热、滋阴之功，
可治疗跌打损伤、筋伤骨折、过敏性
皮炎。

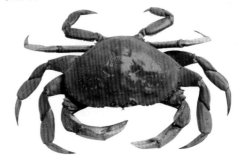

食用宜忌

蟹黄含有丰富的胆固醇，每百克
含胆固醇466毫克，在食物中是名列
前茅的。所以，老年人，特别是动脉
硬化、高血压、高脂血症及冠心病患
者最好不吃蟹黄。螃蟹性寒，凡脾胃
虚寒、腹痛腹泻者不宜食用，以防加
重病情。原有慢性胃炎、十二指肠溃
疡、胆道疾患及肝炎活动期的患者最
好不吃，以免诱发或延迟治疗。患有
皮肤湿疹、癣症、皮炎等皮肤瘙痒症
者亦应忌食，以免恶化病情。

选购存储

选购时，应选择蟹脚活动力旺盛、
体形饱满、外壳有光泽、不断口吐水
泡的螃蟹。生鲜螃蟹如不马上食用，
可放入沸水中氽烫，沥干水分，待凉
后分装，放入冰箱冷冻室保存。

营养食谱

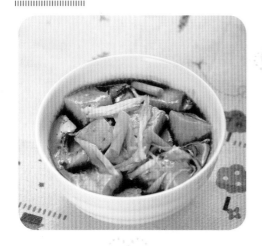

◆ 蟹肉烧豆腐

主　料：蟹肉 100 克，豆腐 150 克。

调　料：淀粉、植物油、葱、姜、料酒、盐、酱油各适量。

做　法：

1.将蟹洗净，蒸熟，取出蟹肉；豆腐切成小块；葱去皮，洗净，切葱花；姜洗净，切丝。

2.锅置火上，放油烧热，下葱、姜煸炒，再将豆腐倒入，用旺火快炒。

3.再将蟹肉倒入，并加入料酒、酱油、盐等急炒，将淀粉调成水汁，倒入调匀，烧开即成。

◆ 蟹棒小油菜

主　料：蟹棒 200 克，油菜 100 克。

调　料：盐、植物油、葱、姜、水淀粉各适量。

做　法：

1.蟹棒洗净，沥干水分，切块；葱、姜分别洗净，切成末；油菜洗净，切段，用沸水焯烫，捞出沥水。

2.锅置火上，放适量植物油烧热后，下入葱末、姜末爆香，加蟹棒块煸炒。

3.再放入油菜段炒至熟，加盐调味，用水淀粉勾芡即可。

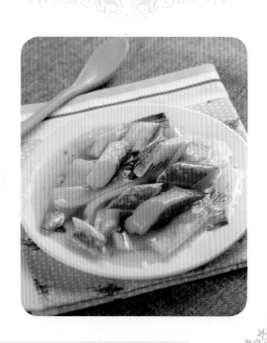

虾

扩张冠状动脉

性味归经 性温，味甘；归肝、肾经。
建议食用量 每次50～100克。

营养成分

蛋白质、脂肪、碳水化合物、灰分、钙、镁、磷、铁、维生素A、硫胺素、核黄素、烟酸等。

降压功效

虾中含有丰富的镁，镁对心脏活动具有重要的调节作用，能很好地保护心血管系统，它可减少血液中胆固醇含量，防止动脉硬化，同时还能扩张冠状动脉，有利于预防高血压及心肌梗死。

生活实用小窍门

色发红、身软、掉头的虾不新鲜，尽量不吃，腐败变质虾不可食。食用虾前要挑去虾背上的虾线。

识别野生海虾与养殖海虾：野生海虾和养殖虾在同等大小、同样鲜度时，价格差异很大。一些不法商贩常以养殖海虾冒充野生海虾，其实这两者外观上有很大差别，辨别方法：养殖海虾的须子很长，而野生海虾须短、养殖海虾头部"虾枪"长、齿锐、质地较软，而野生海虾头部"虾枪"短、齿钝、质地坚硬。

食用功效

虾肉有补肾壮阳，通乳抗毒、养血固精、化瘀解毒、益气滋阳、通络止痛、开胃化痰等功效。适宜于肾虚阳痿、遗精早泄、乳汁不通、筋骨疼痛、手足抽搐、全身瘙痒、皮肤溃疡、身体虚弱和神经衰弱等患者食用。

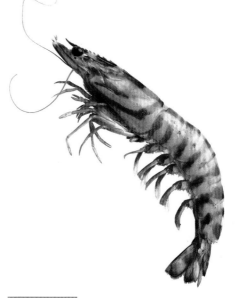

食用宜忌

中医认为，有宿疾者、正值上火之时不宜食虾；体质过敏，如患过敏性鼻炎、哮喘、过敏性皮炎者不宜吃虾；痛风患者也不宜吃虾。

选购存储

购买的时候，要挑选虾体完整、甲壳密集、外壳清晰鲜明、肌肉紧实、身体有弹性，并且体表干燥洁净的虾。

将虾洗净后，分装至保鲜袋，保存至冰箱冷冻室。

营养食谱

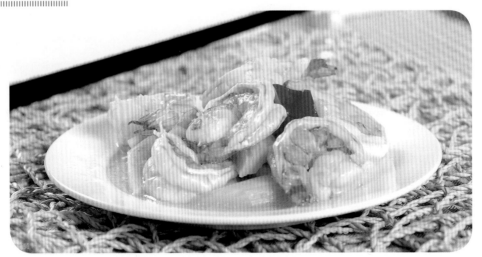

◆ 虾仁炒丝瓜

主　料：虾仁 150 克，丝瓜 250 克。

辅　料：红椒 20 克。

调　料：盐 4 克，鸡粉 3 克，料酒 5 克，水淀粉 8 克，香油 2 克，葱姜各 3 克，鸡蛋 1 只，植物油适量。

做　法：

1. 将丝瓜去皮去瓤改刀成象眼片焯水备用，红椒改刀成象眼片。

2. 将虾仁粘去水分加少许盐、料酒、鸡蛋清、淀粉上浆过油。

3. 锅内留底油煸香葱姜放滑好的虾仁、丝瓜、红椒加盐、鸡粉、胡椒粉调好味，勾少许芡，点入香油即可。

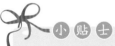

丝瓜焯水后迅速放入凉水中拔凉，否则容易氧化变黑。

甲鱼

❁ 有效地降低胆固醇

别　　名　鳖、水鱼、团鱼、鼋鱼、元鱼。

性味归经　性平，味甘；归肝经。

建议食用量　每次约50克。

营养成分

蛋白质、脂肪、糖类、钙、磷、铁、硫胺素、核黄素、维生素A、动物胶、角蛋白、碘等。

降压功效

甲鱼有较好的净血作用，能有效地降低高脂饮食后的胆固醇含量，因而对高血压、冠心病患者有益。

经典论述

1.《名医别录》："主伤中益气，补不足。"

2.《本草图经》："补虚，去血热。"

3.《日用本草》："补劳伤，壮阳气，大补阴之不足。"

4.《随息居饮食谱》："滋肝肾之阴，清虚劳之热。主脱肛，崩带，瘰疬，癥瘕。"

食用功效

甲鱼不仅肉味鲜美，营养丰富，甲鱼肉及其提取物还能有效地预防和抑制肝癌、胃癌、急性淋巴性白血病，并用于防治因放疗、化疗引起的虚弱、贫血、白细胞减少等症；甲鱼具有滋阴、清热、益肾、健骨、活血及补中益气之功效，还能"补劳伤，壮阳气，大补阴之不足"；甲鱼对肺结核、贫血、体质虚弱等多种病症亦有一定的辅助疗效。

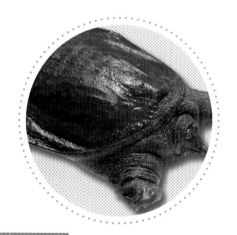

食用宝典

甲鱼的周身均可食用，特别是甲鱼四周下垂的柔软部分，称为"鳖裙"，其味道鲜美无比，别具一格，是甲鱼周身最鲜、最嫩、最好吃的部分。甲鱼肉极易消化吸收，营养极为丰富，一般多做成"甲鱼汤"饮用，又可做成美味的佳肴，供人享用。

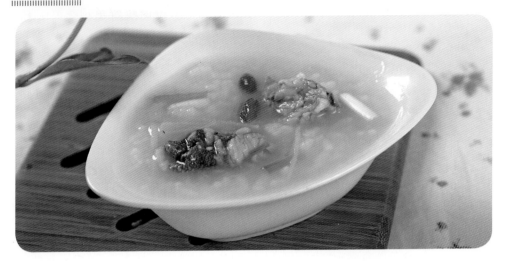

◆ 长寿甲鱼粥

主　料：甲鱼100克，粳米100克。

调　料：盐2克，味精2克，胡椒粉少许，香葱花2克，姜丝5克。

做　法：

1. 甲鱼杀洗干净，切小块，焯水冲凉备用。

2. 粳米洗净，加入锅中，加入甲鱼块同煮20分钟，甲鱼软烂粳米开花后加盐、味精、胡椒粉、葱花、姜丝再熬2分钟即可。

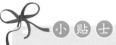 小贴士

甲鱼用开水烫一下除去外面的膜和绿皮，否则会很腥，影响粥的味道。

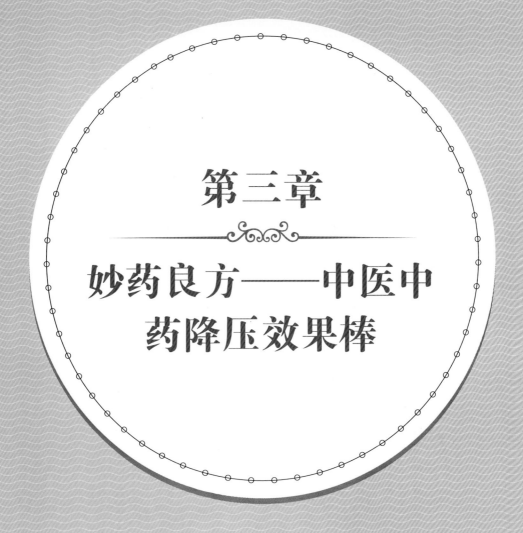

第三章

妙药良方——中医中药降压效果棒

第一节 药食同源，24 种降压中药材

牛蒡子

❀━━━ 促进新陈代谢

别　　　名　恶实、黍粘子、鼠粘子、大力子、大牛子、牛子、毛然然子、黑风子、鼠尖子。

性 味 归 经　味辛、苦，性寒；归肺、胃经。

用 法 用 量　内服：煎汤，5～10克；或入散剂。外用：适量，煎汤含漱。

营养成分

牛蒡苷、牛蒡酚 A、牛蒡酚 B、葡萄糖、脂肪油等。

降压功效

牛蒡苷具有降血压的功效。

降压良方

牛蒡子5克，黄芪5克，芦根6克，绿茶5克。将黄芪、芦根、牛蒡子、绿茶一起放入茶包中。冲入沸水，浸泡片刻，即可饮用。可疏散风热、清热解毒的牛蒡子，搭配利水消肿、托毒的黄芪及倾泻肺热、利尿排毒的芦根，能很好地清热排毒、降压降脂。

功用疗效

疏散风热，宣肺透痧，解毒利咽。高血压、动脉硬化患者取牛蒡子10～15克煮粥食用，可治疗及预防中风。

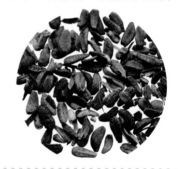

养生食谱

◆ 牛蒡子麦芽菜叶粥

配　　方：牛蒡子20克，麦芽30克，菠菜叶、粳米各50克。

做　　法：牛蒡子、麦芽洗净和洗好的粳米一同加水煲制30分钟后改小火放菠菜，开锅即可食用。

功　　效：疏散风热，开胃健脾，滋阴润燥。

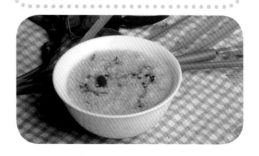

石决明

平肝潜阳降血压

别　　名 九孔石决明、鲍鱼壳、九孔螺、鰒鱼甲、千里光、真海决、鲍鱼皮、金蛤蜊皮。

性味归经 味咸、性寒；归肝经。

用法用量 内服：煎汤，10～30克，打碎先煎；或入丸、散。
外用：适量，研末水飞点眼。

营养成分

碳酸钙、胆素、壳角质、胶原蛋白、氨基酸、铁、钙、镁等。

降压功效

有清肝明目、平肝潜阳功效，与生地黄、白芍、钩藤、菊花等配伍。尤其适用于高血压头晕头痛者。

降压良方

1. 高血压：生石决明、生牡蛎各30克，生地黄15克，菊花9克。水煎服。每日3次。

2. 老年高血压头痛：石决明30克，钩藤24克，僵蚕、菊花各9克，夏枯草15克。水煎服。

功用疗效

石决明中含碳酸钙90%以上，有机质约3.69%，尚含锌、铁、锰等元素及17种氨基酸。本品具有降低中枢神经系统兴奋性的作用，另外还具有清热、镇静、调节自主神经的作用，这与石决明含有钙、氨基酸等有关。用于头痛眩晕，目赤翳障，视物昏花，青盲雀目。

养生食谱

◆ **石决明粥**

配　方：石决明30克，大米100克。

做　法：

1. 将石决明打碎，入砂锅中，加清水500毫升，大火先煎1小时，去渣取汁。

2. 入大米，再加清水400毫升，小火煮成稀粥。

功　效：早晚温热服食。具有清肝明目的功效。

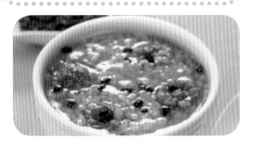

野菊花

扩张外周血管

别　　　名　野黄菊花、苦薏、山菊花、甘菊花。

性味归经　味苦、辛，性微寒；归肺、肝经。

用法用量　煎汤，10 ~ 15 克，鲜品可用至 30 ~ 60 克。外用：适量，捣敷；煎水漱口或淋洗。

营养成分

菊醇、菊酮、α - 蒎烯、樟脑、龙脑、樟烯、野菊花内酯、野菊花素 A、刺槐苷、蒙花苷、菊苷、木犀草素等。

降压功效

菊花煎剂能扩张冠状动脉，减轻心肌缺血状态。其多种提取成分均有增加冠状动脉流量作用，但不如煎剂明显，说明其活性成分有协同作用。另外，本品亦能加强心肌收缩力，增加耗氧量降低血压。

降压良方

1. 高血压：鲜月季花 20 克，野菊花 10 克。水煎 18 分钟。代茶常饮。活血降压。

2. 高血压：野菊花、星宿菜、马兰各 15 克。水煎服。每日 1 剂。

功用疗效

具有疏风清热，解毒明目的功能，降压机制为对抗肾上腺素和扩张外周血管，用量 18 ~ 30 克，代茶饮或与夏枯草、决明子同用。

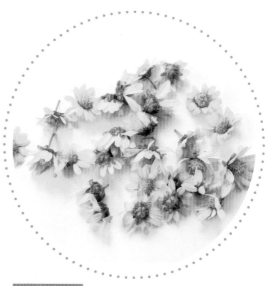

注意事项

野菊花性微寒，常人久服或用量过大，可伤脾胃阳气，出现胃部不适、胃纳欠佳、肠鸣、大便稀溏等反应。脾胃虚寒者，孕妇慎用。

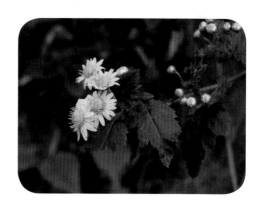

养生食谱

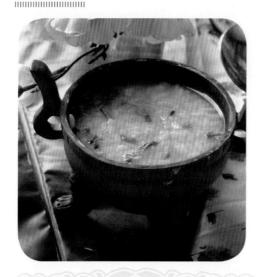

◆ **野菊清汤鲍片**

配　　方： 野菊花 20 克，鲜鲍片 100 克，清汤 200 克。

做　　法： 鲜鲍片飞水加清汤、野菊、盐、味精一起炖煮 10 分钟即可。

功　　效： 清热滋阴。

◆ **野菊花芹菜绿豆粥**

配　　方： 野菊花 20 克，芹菜 40 克，绿豆 15 克，大米 100 克。

做　　法：

1. 芹菜洗净切粒，将大米、野菊花、绿豆洗净。

2. 锅中加清水、大米、绿豆烧开煮熟。

3. 加芹菜、野菊花煲制黏稠即可。

功　　效： 清热解毒，祛风利湿。

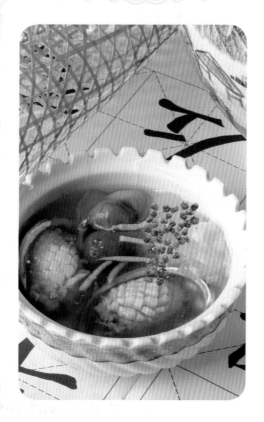

决明子

➤ 降压又降脂

别　　　名	决明子、马蹄决明、马蹄子、还瞳子、羊明、羊角、羊尾豆、狗屎豆。
性 味 归 经	味甘、苦、咸，性微寒；归肝、大肠经。
用 法 用 量	内服：煎汤，9～15克。

营养成分

大黄酚、大黄素、芦荟大黄素、大黄酸、决明素、决明松、决明内脂、维生素A等小决明的种子含有2个新的酮糖苷。此外，决明子含丰富的微量元素，如铁、锌、铜等。

降压功效

决明子能抗血小板聚集，降低血浆胆固醇、三酰甘油，并降低肝中三酰甘油的含量，可使收缩压和舒张压均明显降低。

降压良方

1. 高血压：决明子、钩藤各12克，白花夏枯草、生白芍各9克。水煎服，每日1剂。

2. 高脂血症：决明子30克，生山楂20克，首乌、泽泻、茵陈各10克。水煎服，每日1剂。本方益肾消导，化浊降脂。

功用疗效

清肝明目，润肠通便，有降低血脂及血压功效，对防止血管硬化有效，尤适于兼有便秘的中老年患者。味咸，具有平肝潜阳，清肝明目等功效。

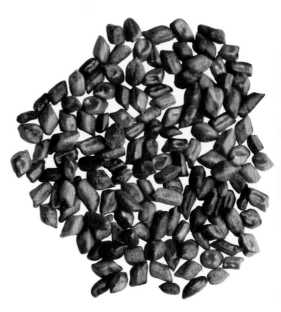

经典论述

《本草求真》："决明子，除风散热。凡人目泪不收，眼痛不止，多属风热内淫，以致血不上行，治当即为驱逐；按此苦能泄热，咸能软坚，甘能补血，力薄气浮，又能升散风邪，故为治目收泪止痛要药。并可作枕以治头风，但此服之太过，搜风至甚，反招风害，故必合以蒺藜、甘菊、枸杞、生地、女贞实、槐实、谷精草相为补助，则功更胜。谓之决明，即是此意。"

养生食谱

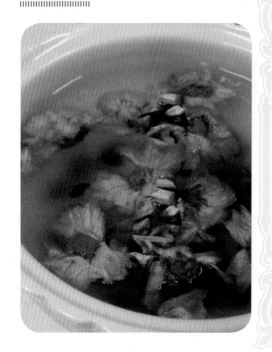

◆ 苦丁决明子茶

配　方：苦丁 5 ～ 10 克，决明子 1 ～ 3 克。

做　法：在杯中放入苦丁与决明子，加沸水，闷泡 5 分钟即可。

功　效：消食化痰，润肠通便，缓解高血压、高血脂。便秘、高血压、高血脂患者适合饮用。

◆ 决明子菊花饮

配　方：决明子 15 克，菊花 5 克，桑叶 10 克。

做　法：决明子洗净，菊花洗净，同入砂锅中煮 10 分钟即可。

功　效：明目降压，疏风清热。

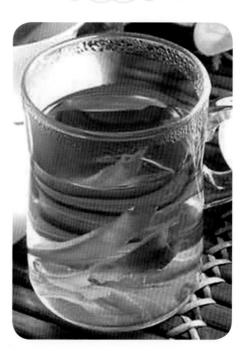

灵芝

镇静安神又降压

别　　　名　灵芝、神芝、芝草、仙草、瑞草。

性 味 归 经　甘、平；归肾、心经。

用 法 用 量　3～9克，水煎服。

营养成分

灵芝多糖、三萜类化合物、硬脂酸、苯甲酸、虫漆酶、虫漆异酶、海藻糖、核苷类、生物碱类、呋喃衍生物、酚类、甾醇类、分有麦角甾醇有机酸、氨基葡萄糖、半乳糖、木糖、甘露糖、麦芽糖、糖醛酸、生物碱、挥发油、水溶蛋白质相多种酶类。甘露醇、麦角甾固醇酶类以及人体必需的多种氨基酸多肽类和微量元素。

降压功效

灵芝中含的灵芝酸能减缓动脉粥样硬化，缓解血管收缩，减缓血压增高；所含的灵芝腺嘌呤能将血液中多余的血脂带入肝脏进行代谢，再排出体外，平稳降压。

降压良方

1.高血压：灵芝6～9克，水煎服。

2.头晕，夜寐不宁：灵芝1.5～3克，水煎服，每日2次。

功用疗效

具镇静、镇痛、抗衰老，保护肝脏，抗菌等功效。用于体虚乏力、饮食减少、头昏，心脾两虚、心悸怔忡、失眠健忘、肺气虚、喘咳短气，高血压病、高脂血症、冠心病，白细胞减少症，慢性病毒性肝炎。

养生食谱

◆　**鲜参灵芝蒸乳鸽**

配　　　方：净乳鸽2只（约400克），鲜人参1支（约25克），甘薯100克，灵芝片16克，盐3克，白糖1克，花雕酒15克，胡椒粉1克，葱、姜片各5克。

做　　　法：

1.将乳鸽洗净，从背部剖开，涂匀盐、白糖、花雕酒、胡椒粉腌渍备用。

2.甘薯去皮切块，灵芝片洗净，鲜人参洗净，拌盐、糖入味，放入乳鸽腹中，加葱、姜片，上锅蒸120分钟即可。

功　　　效：安神益气，止咳平喘。

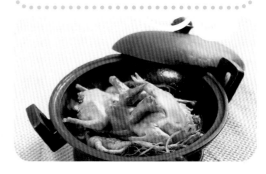

苦丁茶

抗动脉粥样硬化

别　　名 土茶、角刺茶、茶盖、黄浆果、大叶茶。

性味归经 苦甘，性寒；归肝、肺、胃经。

用法用量 内服：煎汤，3～9克；或入丸剂。外用：适量，煎水熏洗，或涂搽。

营养成分

维生素 C、维生素 E、氨基酸、熊果酸、β-香树脂醇、羽扇豆醇、蒲公英赛醇、熊果醇等。

降压功效

苦丁茶具有降血脂、增加冠状动脉血流量、增加心肌供血、抗动脉粥样硬化等作用，对心脑血管疾病患者的头晕、头痛、胸闷、乏力、失眠等症状均有较好的防治作用。

降压良方

1. 高血压：苦丁茶 2 支，干玉米须 7～8 克。开水冲泡。代茶饮。

2. 肝阳上亢型高血压：钩藤 30～60 克（后下），天麻、夜交藤、苦丁茶、鲜生地黄各 30 克，黄芩、川牛膝、生杜仲各 10 克，桑叶、菊花各 15 克。水煎服。

功用疗效

散风热，清头目，除烦渴。用于头痛，齿痛，目赤，聤耳，热病烦渴，痢疾。

注意事项

苦丁茶长期饮用，对男女的生育会产生不利的影响。脾胃虚寒者慎用。经期女性及产妇慎用。

养生食谱

◆ 苦丁莲藕绿豆粥

配　方：苦丁 5 克，莲藕 50 克，绿豆 10 克，大米 100 克。

做　法：将苦丁、绿豆、大米清洗干净，莲藕去皮切成小丁，锅中加适量的清水放入苦丁、绿豆、大米和切好的莲藕用武火烧沸改文火煲制 30 分钟米熟即可。

功　效：疏散内热，清利头目，清热解毒，凉血。

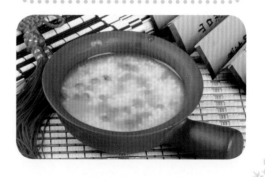

葛根

降血压治颈项强直

别　　　名	葛藤、干葛、粉葛、葛麻藤、葛子根、葛条根、鸡齐根。
性 味 归 经	味甘、辛，性凉；归脾、胃经。
用 法 用 量	内服：煎汤，10 ～ 15克；或捣汁。外用：适量，捣敷。

营养成分

葛根素、葛根素木糖苷、大豆黄酮、大豆黄酮苷、大豆苷元、花生酸、葛根醇、异黄酮苷、黄豆苷、糖苷、氨基酸等成分。

降压功效

主要含葛根总黄酮、煎剂、醇浸膏及黄豆苷元对正常和高血压均有降压作用。用于高血压伴有颈项强直者并对改善头晕头痛、肢麻、耳鸣等症状有良效，疗效显著。

降压良方

1.原发性高血压：川牛膝、怀牛膝、夏枯草各 15 克，地龙（研末分服）1 克，海藻、天麻、钩藤、葛根各 10 克，川芎 6 克。水煎服。每日 1 剂。本方具有调节阴阳，通络化痰的功效。

2.高脂血症：葛根、丹参、蒲黄各 20 克，山楂 40 克，何首乌 25 克。水煎服。每日 1 剂，早、晚分服。本方具有活血化瘀，清除污血的功效。

功用疗效

解肌退热，生津，透疹，升阳止泻。用于外感发热头痛，项背强痛，口渴，消渴，麻疹不透，热痢，泄泻，高血压颈项强痛。

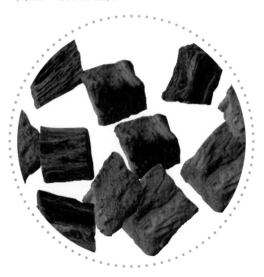

注意事项

葛根不可多服，否则损胃气。脾胃虚寒者慎用。夏日表虚多汗者慎用。

经典论述

1.《神农本草经》："主消渴，身太热，呕吐，诸痹，起阴气，解诸毒。"

2.《药性论》："治天行上气，呕逆，开胃下食，主解酒毒，止烦渴。熬屑治金疮，治时疾解热。"

养生食谱
‖‖‖‖‖‖‖‖‖‖‖‖

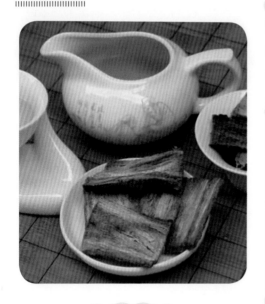

◆ 葛根茶

配　方：葛根 25 克，绿茶 3 克。

做　法：葛根洗净，切薄片，加水煮沸取汁，趁热加入茶叶，5 分钟后即可。每日 1 剂。

功　效：缓解高血压的症状。适用于高血压引起的头痛、头晕、耳鸣及腰酸腿痛。

◆ 葛根粳米粥

配　方：葛根 30 克，粳米 50 克，麦冬 5 克。

做　法：

1. 葛根洗净切成小段；麦冬用温水浸泡半小时；粳米洗净。

2. 锅内加水烧沸，放粳米、麦冬、葛根用武火煮 5 分钟，改用文火熬熟至黏稠即可。

功　效：降血压，清热生津，健脾和胃。适用于高血压、冠心病、心绞痛、老年人糖尿病。

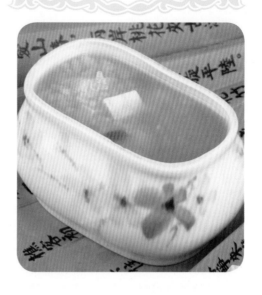

淫羊藿

降压强心扩张血管

别　　名	三枝九叶草、三叉风、羊角风、三角莲、仙灵脾、牛角花。
性味归经	味辛、甘，性温；归肝、肾经。
用法用量	内服：煎汤，3～9克；浸酒、熬膏或入丸、散。外用：煎水洗。

营养成分

淫羊藿苷、挥发油、蜡醇、卅一烷、植物甾醇、鞣质、脂肪酸等。

降压功效

含黄酮类、淫羊藿苷和淫羊藿次苷等降压强心成分。淫羊藿煎剂可使心肌收缩力明显增强，使血压明显下降，淫羊藿苷还具有抑制血管平滑肌细胞外钙离子内流作用，并有扩张血管作用。

降压良方

1. 高血压：淫羊藿、杜仲叶各10克。上二味以开水冲泡。代茶饮。

2. 高脂血性脂肪肝：何首乌、山楂各20克，黄芪、虎杖各30克，淫羊藿、银杏叶、枳实各10克，泽泻15克，田七5克。水煎服。每日1剂，分2次服用。

功用疗效

补肾阳，强筋骨，祛风湿。用于阳痿遗精，筋骨痿软，风湿痹痛，麻木拘挛，更年期高血压。

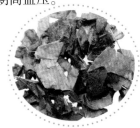

注意事项

淫羊藿分为大叶淫羊藿、心叶淫羊藿、箭叶淫羊藿等多种，不论哪种，以梗少、叶多、色黄绿、不破碎者为佳。阴虚火旺者不宜服。

养生食谱

◆ 淫羊藿松茸烧羊肉

配　　方：淫羊藿35克，松茸50克，羊肉300克。

做　　法：淫羊藿洗净蒸软，松茸洗净，羊肉切块飞水，锅内放少许油爆香葱姜，下羊肉、松茸、淫羊藿翻炒，加水、盐、味精、鸡粉炖至羊肉软烂即可。

功　　效：补肾壮阳，润肠通便，益气补虚，温中。

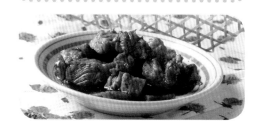

天麻

增加动脉血流量

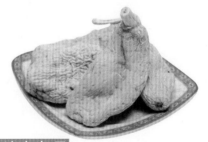

别　　名 明天麻、定风草根、赤箭、木浦、白龙皮、离母、鬼督邮、神草、独摇芝。

性味归经 味甘，性平；归肝经。

用法用量 内服：煎汤，3 ~ 10克；或入丸、散、研末吞服，每次 1 ~ 1.5 克。

营养成分

蛋白质、氨基酸、维生素 A、天麻素、香荚兰素、天麻多糖以及铁、锌、氟、锰、碘等。

降压功效

天麻中所含的乙酰天麻素（AG）为天麻衍生物，可使动脉流量明显增加，血压下降。

降压良方

高血压：天麻、牛膝、枸杞子、钩藤、汉防己各15克，生地黄20克，丹参、益母草各30克。水煎服。每日1剂，4周为1个疗程。本方补肾活血，息风利水。

功用疗效

平肝息风止痉。用于头痛眩晕，肢体麻木，小儿惊风，癫痫抽搐，破伤风。

注意事项

天麻一次服用不可超过40克，否则引起中毒。久服天麻，也会引发皮肤过敏。天麻入药时，不宜久煎，否则失去镇痛镇静的作用。天麻不可与御风草根配伍，否则可能发生结肠炎。口干便秘者忌服。气血虚甚者慎服。

养生食谱

◆ 天麻炖鱼头

配　方：天麻 30 克，大鱼头 1 只，淮山药 20 克，小枣 10 枚。

做　法：天麻洗净切成片，鱼头洗净，用油煎半熟，下葱姜、淮山药、小枣、天麻、清水，大火炖至鱼头酥烂，汤汁奶白，调好口味即可食用。

功　效：息风止痰，平肝阳，祛风，利水，补气益血。

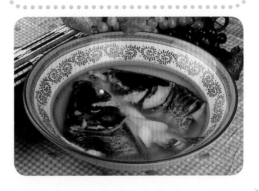

绞股蓝

调血压防治血栓

别　　名　七叶胆、七叶参、五叶参、小苦药、落地生、公罗锅底、遍地生根。

性味归经　味苦，性寒；归肺、脾、肾经。

用法用量　内服：煎汤，15～30克，研末，3～6克；或泡茶饮。外用：适量，捣烂涂擦。

营养成分

蛋白质、脂肪、膳食纤维、氨基酸、钙、磷、铁、胡萝卜素、维生素 B_1、维生素 B_2、烟酸、维生素 C、绞股蓝皂苷、黄酮、叶甜素等。

降压功效

绞股蓝能保护肾上腺和胸腺及内分泌器官随年龄的增长而不致萎缩，维持内分泌系统的机能，并具有降血糖和改善糖代谢作用。

降压良方

1. 高血压：绞股蓝15克，杜仲叶10克。沸水冲泡，代茶饮。

2. 高脂血症：绞股蓝15克，生山楂30克。上药加水煮30分钟，去渣取汁。代茶频饮，每日1剂。长期饮用见效。

功用疗效

清热解毒，止咳祛痰。用于慢性支气管炎，传染性肝炎，肾炎，胃肠炎。

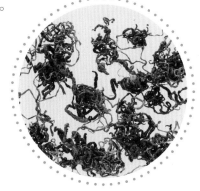

养生食谱

◆ 绞股蓝拌银芽

配　方：银芽200克，绞股蓝、胡萝卜丝各30克。

做　法：绞股蓝开水泡透，银芽飞水。将绞股蓝、胡萝卜丝、银芽加盐、味精、香油拌匀即可。

功　效：清热解毒。

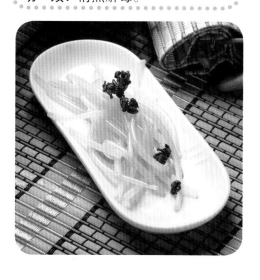

杜仲

补肾壮腰调血压

别　　　名	思仲、思仙、木绵、石思仙、丝连皮、玉丝皮、扯丝皮、丝棉皮。
性味归经	味甘，性温；归肝、肾经。
用法用量	内服：煎汤，6～15克；或浸酒；或入丸、散。

营养成分

杜仲胶、糖苷、维生素C、生物碱、果胶、脂肪酸、树脂、有机酸、酮糖、醛糖、绿原酸、钾等。

降压功效

杜仲中所含的槲皮素、咖啡酸、阿魏酸具有舒张血管、降低血压的功能；所含的京尼平苷酸、京尼平也具有降压作用。

降压良方

1.高血压：杜仲、夏枯草各15克，红牛膝、水芹菜各9克，鱼鳅串30克。煎水服，每日3次。

2.高血压并发心脏病，兼治腰酸痛：杜仲叶10克，绿茶3克。上两味以沸水冲泡10分钟，或水煎服。每日1剂，温服。本方名为杜仲茶，具有补肝肾、强筋骨的功效。

功用疗效

补肝肾，强筋骨，安胎。用于肾虚腰痛，筋骨无力，妊娠漏血，胎动不安；高血压。

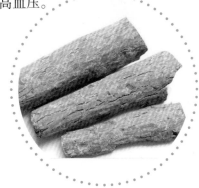

养生食谱

◆ 杜仲红茶

配　　方：杜仲叶5克，红茶3克。

做　　法：上述材料混合后用沸水冲泡5分钟即成。每日1剂，多次饮服。

功　　效：预防衰老，补肝肾，降压，减肥。适宜腰膝酸痛，早衰，高血压，心脏病，肥胖。

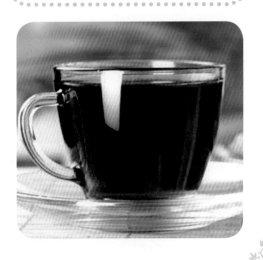

钩藤

引起血管舒张

别　　名 吊藤、钩丁、钓钩藤、莺爪风、嫩钩钩、金钩藤、钩藤钩子。

性味归经 味甘，凉；归肝、心包经。

用法用量 内服：3~12克，煎服，宜后下。其有效成分钩藤碱加热后易被破坏，故不宜久煎。一般以煎煮10~20分钟以内为宜。

营养成分

钩藤碱、异钩藤碱、柯诺辛因碱、异柯诺辛因碱、柯楠因碱、二氢柯楠因碱、硬毛帽柱木碱、硬毛帽柱木因碱。

降压功效

本品煎剂、乙醇提取物及生物碱对各种动物的正常血压及高血压均有降压作用。由于钩藤能刺激心血管系统的感受器，引起血管舒张外周阻力降低，常作为治疗高血压病的首选药物。对高血压引起的头胀头痛症状疗效较好。

降压良方

高血压，头晕目眩，神经性头痛：钩藤6~15克，水煎服。

功用疗效

息风定惊，清热平肝。用于肝风内动，惊痫抽搐，高热惊厥，小儿惊啼，妊娠子痫，头痛眩晕。

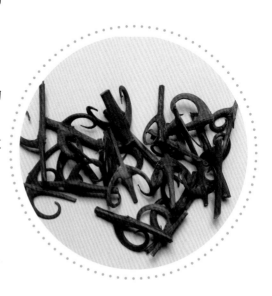

经典论述

1.《本草纲目》："大人头旋目眩，平肝风，除心热，小儿内钓腹痛，发斑疹。"

2.《本草征要》："舒筋除眩，下气宽中。"

3.《本草述》："治中风瘫痪，口眼喎斜，及一切手足走注疼痛，肢节挛急。又治远年痛风瘫痪，筋脉拘急作痛不已者。"

养生食谱

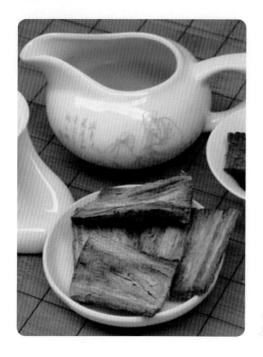

◆ 钩藤绿茶

配　方：钩藤 18 克，绿茶 3 克。

做　法：

1. 钩藤用沸水煎 5 分钟，取汁，趁热加入绿茶。

2. 闷 3 分钟，即可饮用。每日 1 剂。

功　效：清热，平肝，降压。适用于高血压。

◆ 钩藤天麻茶

配　方：钩藤 18 克，天麻 8 克，绿茶 3 克。

做　法：上述材料洗净，水煎 10 分钟即可。代茶频饮。

功　效：适用于早期高血压头痛。

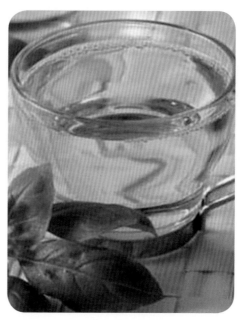

罗布麻叶

血管扩张，血压下降

别 名	红麻、茶叶花、肚拉角、红柳子、野麻、泽漆麻、野茶叶。
性味归经	味甘、苦，性凉；归肝经。
用法用量	3 ~ 10克。水煎服；单味浸泡代茶服。

营养成分

黄酮苷，有芸香苷、槲皮素、异槲皮素即异槲皮苷、新异芸香苷、金丝桃苷；有机酸类，有延胡索酸、琥珀酸、绿原酸；醇类，有β-谷甾醇、羽扇豆醇、正卅烷醇、β-香树精、中肌醇；酯类，有棕榈酸蜂花醇酯、棕榈酸十六醇酯、羽扇醇棕榈酸酯、莨菪亭、异秦皮定。尚含正二十九烷、正卅一烷、蒽醌、蔗糖、谷氨酸、丙氨酸、缬氨酸、氯化钾。罗布麻根含强心苷类成分加拿大麻苷、毒毛旋花子苷元及K-毒毛旋花子苷-β尚分离得α-香树精、羽扇醇和对羟基苯乙酮。亦含有罗布麻甲素（异槲皮苷）、罗布麻乙素（槲皮苷）。

降压功效

罗布麻叶煎剂对原发性高血压及肾性高血压均有明显的降压作用，并有强心、降低血脂、镇静、抗血小板聚集等作用。

降压良方

1.高血压：罗布麻叶5克，黄精10克。水煎代茶常饮。

2.高血压伴眩晕耳鸣、头痛且胀：罗布麻叶、钩藤、丹参、夜交藤各30克。水煎取汁，候温时足浴。每日1剂，分1 ~ 2次泡用，每次10 ~ 15分钟。7 ~ 10日为一个疗程。本方名为罗布麻降压汤，具有平肝潜阳、清火息风的功效。

3.高血压所致的烦躁失眠：罗布麻叶、白糖粉各500克。将罗布麻叶加水煎3次，去渣取汁，合并3煎药汁，再以文火浓缩至将要干锅，停火晾凉，拌入白糖粉，晒干压碎，装瓶备用。每次10克，代茶饮。

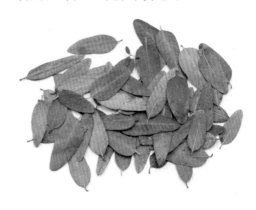

功用疗效

平肝安神，清热利水。用于肝阳眩晕，心悸失眠，浮肿尿少；高血压，神经衰弱，肾炎浮肿。

养生食谱
||||||||||||||||||||

◆ 罗布麻蜜瓜饮

配　方：罗布麻 15 克，莲子 20 克，茯苓 5 克，哈密瓜 30 克。

做　法：罗布麻、莲子、茯苓加水蒸 30 分钟打成汁，哈密瓜加入，搅拌均匀即可饮用。

功　效：补肾固精，利水消肿，平肝阳。

◆ 罗布麻炒西芹

配　方：罗布麻 100 克，西芹 200 克。

做　法：西芹切菱形块飞水备用，罗布麻煎取浓汁调盐、味精，将准备好的西芹倒入勾芡即可。

功　效：平肝清热。

◆ 罗布麻芡实枸杞粥

配　方：罗布麻 25 克，芡实 20 克，枸杞子 15 粒，大米 50 克。

做　法：罗布麻用清水洗净备用，芡实泡透备用。大米洗净放入锅中加清水、罗布麻、芡实、枸杞子用武火烧沸改文火煮制 30 分钟即可。

功　效：平肝阳，清热利尿，补肾固精。

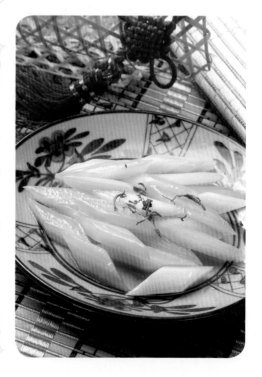

枸杞子

滋补肝肾降血压

别　　名　狗奶子、苟起子、枸杞豆、血杞子、津枸杞、枸杞红实、红耳坠。

性味归经　味甘，性平；归肝、肾经。

用法用量　内服：煎汤，5～15克；或入丸、散、膏、酒剂。

营养成分

氨基酸、枸杞子多糖、胡萝卜素、硫胺素、维生素 B₂、烟酸、维生素 C、甜菜碱、玉蜀黍黄质，酸浆果红素、隐黄质、东莨菪素等。

降压功效

枸杞子能促进细胞再生，改善造血功能，提高巨噬细胞的吞噬能力，增强血清溶菌酶的作用，从而降低血压、血糖、胆固醇，还能防治动脉粥样硬化。

降压良方

血脂异常症：枸杞子、女贞子、红糖各适量，制成冲剂。每日 2 次，每次 6 克，4～6 周为 1 疗程。

注意事项

枸杞子置阴凉干燥处，防闷热，防潮，防蛀。外邪实热，脾虚有湿及泄泻者忌服。

功用疗效

滋补肝肾，益精明目。用于虚劳精亏，腰膝酸痛，眩晕耳鸣，内热消渴，血虚萎黄，目昏不明。

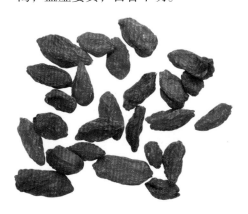

养生食谱

◆ 枸杞粳米粥

配　　方：枸杞子 15 克，粳米 100 克，白糖 20 克。

做　　法：将枸杞子、粳米洗净备用；锅中放水 600 毫升，开锅后加粳米文火煮 15 分钟后加枸杞子、白糖煮至黏稠即可。

功　　效：滋阴健胃，明目益精。

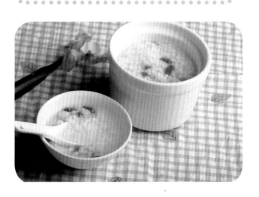

莱菔子

降气化痰降压

别　　名	萝卜子、芦菔子。
性味归经	味辛、甘，性平；归肺、脾、胃经。
用法用量	内服：煎汤，5～10克；或入丸、散，宜炒用。外用：适量，研末调敷。

营养成分

碳水化合物、蛋白质、维生素 E、钙、铁、硒、芥子碱、芥酸、亚油酸、亚麻酸、菜子甾醇、莱菔素等。

降压功效

莱菔子能明显降低肺动脉高压，又明显降低体动脉压。莱菔子降肺、体动脉压强度与酚妥拉明基本相等。

降压良方

降血脂：莱菔子180克，入烘箱烘干，令脆，研为粉末，装胶囊中，每粒 0.5 克。每次服 6 粒，每日 3 次，空腹开水送下。

注意事项

莱菔子与何首乌、熟地黄配伍可致皮疹。气虚无食积者慎服。痰滞者慎用。

功用疗效

消食除胀，降气化痰。用于饮食停滞，脘腹胀痛，大便秘结，积滞泻痢，痰壅喘咳。

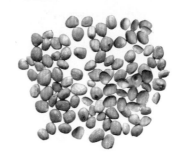

养生食谱

◆ 莱菔子楂曲粥

配　方：莱菔子 20 克，山楂 20 克，陈皮 10 克，神曲 20 克，粳米 150 克。

做　法：

1. 将莱菔子、山楂洗净，神曲打碎，同时放入砂锅中，加 200 毫升的水，用小火煎煮 20～25 分钟，滤去药渣，取出药汁。

2. 锅置火上，加水适量烧开，把洗净的粳米放入锅中，烧开后倒入药汁，用小火将米煮熟即可。

功　效：理气化痰。

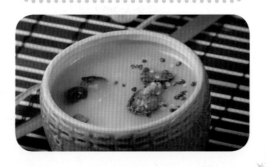

桑枝

祛风经络降血压

别　　　名　桑条、嫩桑枝、炒桑枝、炙桑枝、酒桑枝、酒炒桑枝、老桑枝。

性味归经　味微苦，性平；归肝经。

用法用量　内服：煎汤，15～30克。外用：适量，煎水熏洗。

营养成分

鞣质、游离的蔗糖、果糖、葡萄糖、麦芽糖、棉子糖、木糖、桑素、桑色烯、环桑素、环桑色烯等。

降压功效

桑枝具有利水除湿、祛风活络的作用，可促进体内钠盐的排出，扩张血管，有利于人体内胆固醇的代谢，从而防治高血压病、高脂血症等病。

降压良方

高血压：桑枝、桑叶、茺蔚子各15克。上药加水1000毫升，煎成600毫升。睡前洗脚30～40分钟，洗完睡觉。本方名为双桑降压汤，出自《中草药新医疗法展览会资料选编》。

适用人群

风湿痹痛、肩周炎患者适用。倦怠乏力、口渴不欲饮的人适用。水肿、皮肤病患者适用。

功用疗效

祛风湿，通经络，行水气。用于风湿痹痛，中风半身不遂，水肿脚气，肌体风痒，肩臂、关节酸痛麻木等。

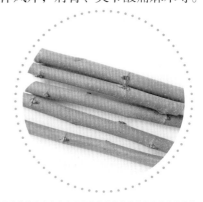

养生食谱

◆ 桑枝菊花枸杞粥

配　　方：桑枝15克，枸杞子7克，糯米50克，菊花、莲子各20克。

做　　法：桑枝、菊花加水蒸20分钟后留汁液，锅内放糯米和水煮开放莲子、枸杞子和药汁一起熬30分钟即可。

功　　效：清热解毒，益阴养血。

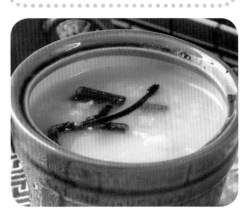

车前子

清热利尿降血压

别　　名　猪耳朵穗子、车前实、虾蟆衣子、凤眼前仁。

性味归经　味甘，性微寒；归肝、肾、肺、小肠经。

用法用量　内服：煎汤，5~15克，包煎；或入丸、散。外用：适量，水煎洗或研末调敷。

营养成分

脂肪油、月桃叶珊瑚苷、车前黏多糖A、消旋-车前子苷、都桷子苷酸、车前子酸、琥珀酸、腺嘌呤、胆碱等。

降压功效

车前子的酒精提取物有类似胆碱的作用，车前子油能使人体胆固醇含量迅速下降，能降脂降压，预防因高血压病引起的心脑血管疾病。

降压良方

高血压：每日用车前子9克，水煎2次，当茶饮（经1个月疗效不显者加至18克）。

适用人群

眼睛红赤、迎风流泪者适用。泌尿系统感染、小便不利、水肿者适用。夏天腹泻、痢疾患者适用。肺炎咳嗽者适用。

功用疗效

清热利尿，渗湿通淋，明目，祛痰。用于水肿胀满，热淋涩痛，暑湿泄泻，目赤肿痛，痰热咳嗽。

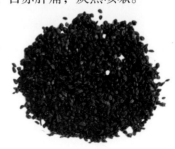

养生食谱

◆ 车前子马蹄小麦粥

配　方：车前子10克，马蹄20克，小麦60克，枸杞子12克，粳米150克。

做　法：车前子、马蹄洗净，马蹄切小粒，小麦洗好备用，锅中加水放入车前子、马蹄、粳米、枸杞子、小麦，一同煲30分钟即可。

功　效：利水通淋，渗湿止泻，清热解毒，开胃健脾。

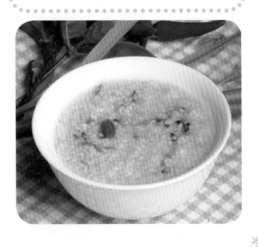

地骨皮

凉血泻火降血压

别　　名　杞根、地骨、地辅、红榴根皮、枸杞根皮、枸杞根、山枸杞根、山杞子根。

性味归经　味甘，性寒；归肺、肝、肾经。

用法用量　内服：煎汤，9～15克；大剂量可用15～30克。

营养成分

甜菜碱、苦可胺、枸杞环八肽、有机酸、枸杞酰胺、亚麻酸、蜂花酸、桂皮酸、柳杉酚、胆甾醇、菜油甾醇、豆甾醇、硬脂酸、棕榈酸等。

降压功效

地骨皮含桂皮酸、多量酚类物质，可调节中枢神经，直接舒张血管，其含有的枸杞素A和枸杞素B有抗肾上腺皮质激素和肾素的作用，可有效降压。

降压良方

高血压：每日用鲜枸杞根皮或全根60克（干品30克），水煎2次分服，连服30天为1疗程。

适用人群

吐血、鼻衄、血淋等出血症患者适用。肺结核、咳嗽者适用。唇干口渴、发热者适用。疮面不敛者适用。

功用疗效

凉血除蒸，清肺降火。用于阴虚潮热，骨蒸盗汗，肺热咳嗽，咯血，衄血，内热消渴。

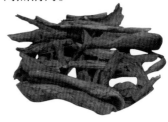

养生食谱

◆ 地骨皮爆鸡心

配　　方：地骨皮5克，鸡心350克，青红椒10克。

做　　法：地骨皮用清水洗净后加水蒸软，鸡心切片飞水过油，锅中留底油，加入蒜片、姜片、葱段，爆香加入鸡心、地骨皮、酱油、汤汁调味，翻炒均匀即可。

功　　效：清肺降火，补五脏，益气血。

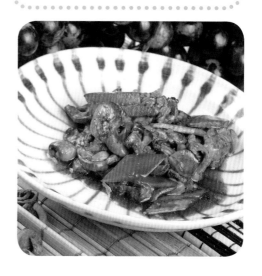

槐花

清肝泻火降血压

别　　　名 金药树、护房树、豆槐、槐蕊。

性 味 归 经 味苦，性微寒；归肝、大肠经。

用 法 用 量 内服：煎汤，5～10克；或入丸、散。外用：适量，煎水熏洗；或研末撒。

营养成分

蛋白质、脂肪、碳水化合物、钙、磷、铁、胡萝卜素、维生素 B_1、维生素 B_2、烟酸、维生素 C、芸香苷、槐花素、槲皮素等。

降压功效

槐花中含芸香苷、槲皮素、槲皮苷能增加心脏动脉血液的收缩量及输出量，并能减慢心率。槲皮素可扩张冠状动脉血管，改善心肌循环。

降压良方

高血压：槐花15克，菊花10克，桑叶6克，水煎或者泡水代为茶饮，清肝热，降血压。经常服可以治高血压、高脂血和用于预防中老年人之脑血管病。

功用疗效

凉血止血，清肝泻火。用于便血，痔血、血痢、崩漏、吐血、衄血、肝热目赤，头痛眩晕。

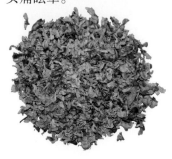

养生食谱

◆ 槐米山药粥

配　　方：槐米15克，粳米100克，山药50克。

做　　法：山药洗净去皮切成小块，槐米和粳米洗净，将槐米放入锅内煮20分钟，滤去药渣留药汁备用，槐米、药汁、粳米同煮至五成熟时加入山药块，煮至黏稠即可。

功　　效：清肝明目，健脾益胃。

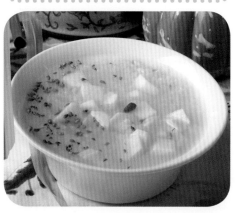

荷叶

清热凉血降血压

别 名 鲜荷叶、干荷叶、莲叶、藕叶。

性味归经 味苦，性平；归肝、脾、胃经。

用法用量 内服：煎汤，3～10克（鲜品15～30克）；荷叶炭3～6克，或入丸、散。外用：适量，捣敷或煎水洗。

营养成分

莲碱、荷叶碱、原荷叶碱、亚美罂粟碱、前荷叶碱、D-N-甲基乌药碱、N-去甲基荷叶碱、鹅掌楸碱、番荔枝碱、葡萄糖酸、酒石酸、柠檬酸、琥珀酸、苹果酸、草酸、鞣质、槲皮素、异槲皮苷、莲苷等。

降压功效

荷叶中的生物碱可促进人体内胆固醇的代谢，明显降低血清中胆固醇的含量，有良好的降脂作用。

降压良方

高血压：干荷叶每次用10克，压碎用热开水冲泡，代茶饮。

功用疗效

清热解暑，升发清阳，凉血止血。用于暑热烦渴，暑湿泄泻，脾虚泄泻，血热吐衄，便血崩漏。荷叶炭收涩化瘀止血。用于多种出血症及产后血晕。

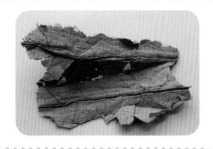

养生食谱

◆ 荷叶玉米须粥

配 方： 鲜荷叶1张，玉米须30克，粳米100克，红小豆50克。

做 法：

1. 荷叶洗净，切成2厘米的块，玉米须洗净，红小豆洗净。将切好的荷叶、玉米须、红小豆同时放入锅中，加水适量用大火烧开，小火煮15分钟，去渣取汁。

2. 将荷叶玉米须汁放入锅中，加清水适量，用小火将粳米煮烂即可。

功 效： 降压止血。

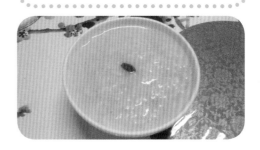

何首乌

降脂降压抗硬化

别　　名 制首乌、熟首乌。

性味归经 味苦、甘、涩，性温；
归肝、心、肾经。

用法用量 每日 6 ~ 12 克。

营养成分

大黄素、大黄酚、大黄酸、大黄素甲醚、二苯乙烯苷、何首乌丙素、卵磷脂、多种微量元素等。

降压功效

何首乌醇提物可抑制高脂血症者血浆总胆固醇、甘油三酯、游离胆固醇和胆固醇酯的升高，延缓动脑粥样硬化的形成和发展。

降压良方

1. 高血压：制首乌、丹参、蜂蜜各15克。前二味水煎取汁，调入蜂蜜即成。1日1剂。补益肝肾，养血活血。适用于高血压、慢性肝炎、动脉硬化。

2. 高脂血症：制何首乌、女贞子、山楂各10克。上药水煎。代茶饮。

适用人群

亚健康人群适用。脂肪肝、肥胖症患者适用。患高血压、高血脂及高血糖的人适用。手足拘挛、视力不佳的人适用。

功用疗效

补肝肾，益精血，乌须发，强筋骨。用于血虚萎黄，眩晕耳鸣，须发早白，腰膝酸软，肢体麻木，崩漏带下，久疟体虚，高血脂。

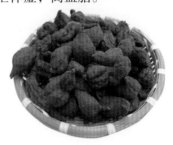

养生食谱

◆ 降脂降压茶

配　方：绿茶、何首乌、泽泻、丹参各10克。

做　法：

1. 将绿茶、何首乌、泽泻、丹参一同放入锅中。

2. 加水煎汤，去渣取汁即可。

功　效：活血利湿，降脂降压。

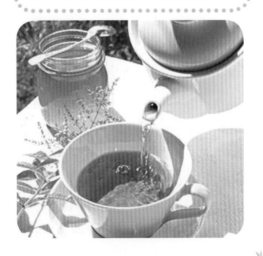

丹参

改善心脑血管的特效药

别　　　　名	紫丹参、红丹参、大红袍、红根、血参根、血山根。	
性 味 归 经	味苦，微寒；归心、肝经。	
用 法 用 量	内服：煎汤，5～15克，大剂量可用至30克。	

营养成分

丹参酮、隐丹参酮、异丹参酮、丹参内酯、丹参酸、原儿茶酸、琥珀酸等。

降压功效

丹参能加强心肌收缩力，改善心脏功能，扩张冠状动脉及外周血管，增加心肌血流量，抗血栓形成，从而有效预防高血压病、冠心病等病患者的发生。

降压良方

高脂血症，动脉粥样硬化，冠心病心绞痛：丹参、玉竹、山楂各15克，水煎服。本方名为丹参玉楂饮。

适用人群

高血压、冠心病、脑血管疾病患者适用。头痛、眩晕的人适用。肝硬化、糖尿病、肾炎以及小儿肺炎患者适用。慢性咽炎、消化性溃疡、风湿关节炎患者适用。皮肤病患者适用。

功用疗效

祛瘀止痛，活血通经，清心除烦。用于月经不调，经闭痛经，癥瘕积聚，胸腹刺痛，热痹疼痛，疮疡肿痛，心烦不眠；肝脾肿大，心绞痛。

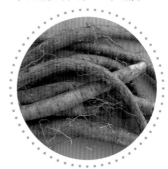

养生食谱

◆ 丹参麦冬炖鹿筋

配　　方：丹参、麦冬各10克，鹿筋500克。

做　　法：将丹参、麦冬浸透，鹿筋发透切3～4厘米的段，锅内放葱姜爆香，放入鹿筋、丹参、麦冬、料酒、葱姜、盐及800毫升水，武火烧沸再改文火炖软烂即可食用。

功　　效：活血益气。

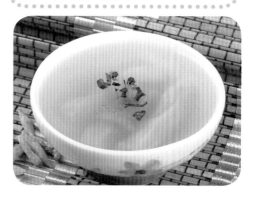

怀牛膝

利尿清热降血压

别　　　名　牛膝、牛髁膝、山苋菜、对节草、红牛膝、杜牛膝、土牛膝。

性 味 归 经　味苦酸，性平；归心、肝、大肠经。

用 法 用 量　内服：煎汤，5～15克；或浸酒；或入丸、散。外用：适量，捣敷；捣汁滴鼻；研末撒入牙缝。

营养成分

三萜皂苷、蜕皮甾酮、牛膝甾酮、紫茎牛膝甾酮、多糖、氨基酸、生物碱、香豆素、甜菜碱等。

降压功效

怀牛膝中所含生物碱，具有良好的降压作用。所含的脱皮甾酮能改善肝功能，降低血浆胆固醇，有增强细胞活性的作用。

降压良方

高血压：怀牛膝、川芎各30克，夏枯草、吴茱萸、天麻、钩藤（后下）、肉桂各10克。上药加水煎汤，取汁浴足，每次洗30分钟。每日1次，浴足后卧床休息。

功用疗效

活血散瘀，祛湿利尿，清热解毒。治淋病，尿血，妇女经闭，癥瘕，风湿关节痛，脚气，水肿，痢疾，疟疾，白喉，痈肿，跌打损伤。

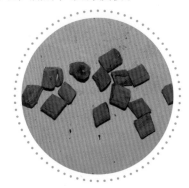

养生食谱

◆ 牛膝山药炒鸡柳

配　　方：牛膝20克，山药50克，鸡胸肉200克。

做　　法：牛膝洗净切片，山药去皮切成片，鸡胸肉切成鸡柳，上浆滑油至熟，锅内放少许油，下葱姜爆香，放入鸡柳、山药、牛膝一起煸炒熟即可。

功　　效：补肝肾，强筋骨，补气滋阴养血。

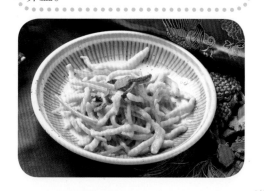

侧柏叶

⟶ 扩张血管降血压

别　　　　名	柏叶、扁柏叶、丛柏叶。
性味归经	味苦、涩，性微寒；归肺、肝、大肠经。
用法用量	内服：煎汤，6 ~ 15克，或入丸、散。外用：适量，煎水洗，捣敷或研末调敷。

营养成分

鞣质、树脂、维生素C、侧柏烯、侧柏酮、小茴香酮、蒎烯、石竹烯、香橙素、槲皮素、杨梅树皮素、扁柏双黄酮、穗花杉双黄酮等。

降压功效

侧柏叶有扩张血管，降血压的功效。

降压良方

高血压：侧柏叶15克，切碎，煎水。代茶饮，至血压正常为止。

适用人群

各种出血症患者适用。风湿性关节炎患者适用。丹毒、烧烫伤以及腮腺炎患者适用。脱发、发早白者适用。咳嗽痰多者适用。

注意事项

侧柏叶多食倒胃，导致胃部不适或食欲减退。

功用疗效

凉血止血，生发乌发。用于吐血，衄血，咯血，便血，崩漏下血，血热脱发，须发早白。

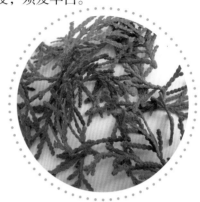

养生食谱

◆ 侧柏叶烩兔片

配　方：侧柏叶15克，兔肉200克。

做　法：侧柏叶煎取浓汁加鸡汤调盐、味精、料酒、生抽煮开放入码味上浆的兔片余熟勾芡即可。

功　效：凉血止血。

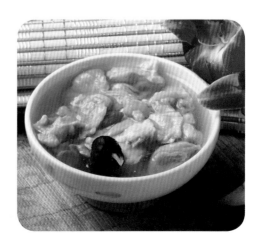

第二节 22 种中药良方

平肝化瘀汤

[组成]夏枯草、桑寄生、决明子、丹参各 15 克，石决明 30 克，白芍药、牛膝、柴胡各 12 克，大黄 6 克。

[用法]先将石决明入水中煎沸 30 分钟，除大黄外，将余药加入，同煎 20 分钟后再放入大黄，稍煎沸，把药液倒出，再煎第 2 遍，将 2 次所煎药液混匀后，早、晚分服。

[功用]平肝化瘀。

[适应证]用于本病阳亢血瘀型，症见头晕，两目胀痛等高血压。

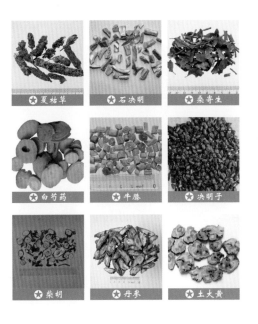

☆夏枯草　☆石决明　☆桑寄生

☆白芍药　☆牛膝　☆决明子

☆柴胡　☆丹参　☆土大黄

平肝潜降汤

[组成]钩藤 30 至 80 克，生龙骨、牡蛎、生代赭石、石决明各 20 克，紫石英 15 克，防风 8 克，菊花、僵蚕、胆南星、地龙、川大黄、石菖蒲各 10 克。

[用法]将钩藤研粗末备用。先将龙骨、牡蛎、石决明、紫石英加水煎 30 分钟，入钩藤粗末和其他药，再煎煮 15 分钟过滤，加水煎煮 2 遍，将 2 次所煎药液混匀，早、晚 2 次温服，每日 1 剂。

[功用]平肝潜阳降火。

[适应证]用于本病阳亢引动痰火，症见眩晕，头痛，急躁易怒，面色潮红，便结等。

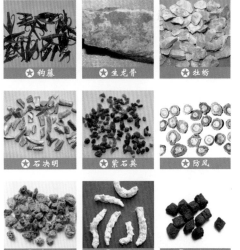

☆钩藤　☆生龙骨　☆牡蛎

☆石决明　☆紫石英　☆防风

☆菊花　☆僵蚕　☆胆南星

益气温阳汤

[组成]附子片5克，桂枝10克，白术、防己、牛膝各15克，茯苓15至20克，白芍、黄芪各20克，赤小豆20至30克。

[功用]益气温阳，健脾利水。

[适应证]高血压症见畏寒、脉虚、苔白滑及舌底青紫。

[用法]每日1剂，水煎，早、晚分服。

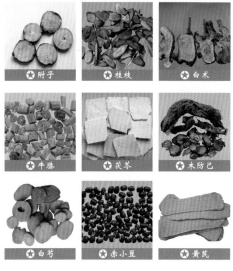

⭐附子　⭐桂枝　⭐白术

⭐牛膝　⭐茯苓　⭐木防己

⭐白芍　⭐赤小豆　⭐黄芪

桑地清肝汤

[组成]桑白皮、地骨皮各30克，生地黄、玄参、钩藤各15克，天麻、白芍、牡丹皮各10克。

[用法]先将诸药用水浸泡30分钟，再放火上煎30分钟，每剂药煎3次。将3次所煎药液混匀，上午8时服第1次，下午3时服第2次，晚上8时服第3次，每日1剂，20日为1个疗程，可连续服用2至3个疗程。

[功用]清肝降压。

[适应证]用于本病肝阳偏亢，痰火上扰型，症见头痛，眩晕，烦躁，口渴，胸闷，心悸，肢麻等高血压。

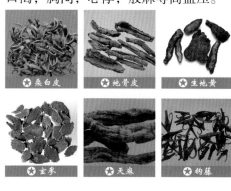

⭐桑白皮　⭐地骨皮　⭐生地黄

⭐玄参　⭐天麻　⭐钩藤

丹栀降压汤

[组成]牡丹皮、栀子、黄芩、菊花、柴胡、白芍药、茯苓、夏枯草、钩藤各15克，当归9至12克，薄荷9克。

[用法]上述诸药同加水煎，共煎2次，将2次所煎药液混匀，分早、中、晚3次服，每日1剂。

[功用]平肝潜阳。

[适应证]用于本病肝阳上亢型，症见头目胀痛，目眩耳鸣，心烦口苦，胸胁胀闷等。

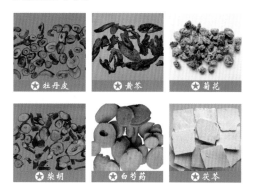

⭐牡丹皮　⭐黄芩　⭐菊花

⭐柴胡　⭐白芍药　⭐茯苓

镇静养肝汤

[组成]生石决明、白芍药、桑椹子、灵磁石（布包）各30克，菊花、当归各10克，法半夏、茯苓各9克，钩藤15克，天麻12克，朱砂3克（单包）。

[用法]除灵磁石、朱砂外，先将其他药用水浸泡30分钟，而后同灵磁石、朱砂共置火上煎30分钟，每剂煎2次，将2次所煎药液混匀，分2次温服，每日1剂。

[功用]滋补肝肾，镇肝息风。

[适应证]用于本病肝阳上亢型，症见头晕目眩，耳鸣，腰酸足软等。

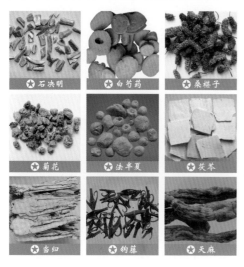

★石决明　★白芍药　★桑椹子
★菊花　★法半夏　★茯苓
★当归　★钩藤　★天麻

降压汤

[组成]生石决明、丹参、刺蒺藜、夏枯草各30克，车前子40克（包煎）。

[用法]先将石决明加水煎10分钟，后人其余药共煎2遍，把2次所煎药液混匀，早、晚分服，每日1剂。该

方对年老高血压病效佳。

[功用]平肝潜阳。

[适应证]用于本病肝阳上亢型，症见头晕、头痛、心烦、口苦等。

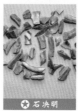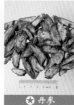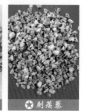

★石决明　★丹参　★刺蒺藜

息风降压汤

[组成]旋覆花、全瓜蒌、天麻、钩藤、牛膝各15克，陈胆星、制半夏各10克，牛角丝20克，珍珠母25克，蜈蚣3条，全蝎5克，代赭石30克，石决明40克。

[用法]每日1剂，水煎2次分服。

[功用]镇肝息风，清热化痰。

[适应证]用于本病肝阳上亢型，症见头痛头晕，肢体麻木，舌质红等。

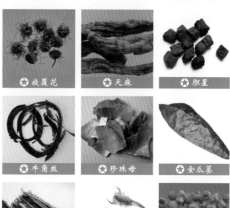

★旋覆花　★天麻　★胆星
★牛角丝　★珍珠母　★全瓜蒌
★蜈蚣　★全蝎　★制半夏

平肝降压汤

[组成] 苦参、茺蔚子、山楂、磁石、牛膝、天竺黄各 15 克，决明子、槐花各 20 克，五味子 10 克。

[用法] 每日 1 剂，水煎 2 次，将 2 次所煎药液混匀，日服 2 次，用本方忌辛辣厚味、烟酒等。

[功用] 清泻痰浊，育阴潜阳。

[适应证] 用于本病肝阳上亢或痰火上扰型，症见头痛，目眩，急躁易怒，口干，胸闷，脉弦滑等高血压。

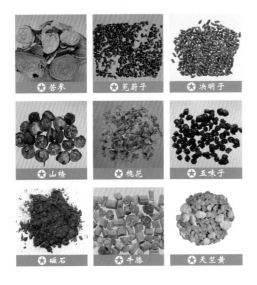

丹芪芍药汤

[组成] 黄芪、丹参、粉葛根、石决明各 30 克，黄芩、栀子、赤芍药、钩藤各 10 克，川芎、牛膝、杜仲各 15 克，泽泻 20 克，益母草、桑寄生、天麻各 12 克。

[用法] 石决明加水先煎 30 分钟，再放其余药（钩藤除外）同煎 20 分钟

后入钩藤，煎煮 10 分钟倒出药液，加水煎 20 分钟，将 2 次所煎药液混匀，早、晚各服 1 次，每日 1 剂，本方适用于原发性高血压病。

[功用] 平肝潜阳。

[适应证] 用于本病肝阳上亢型，症见头晕头痛，耳鸣健忘，五心烦热等。

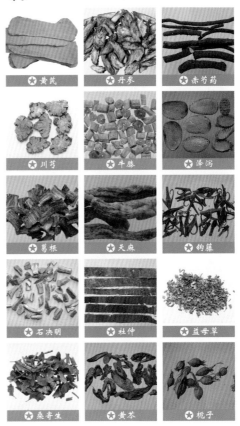

养血降压汤

[组成] 生牡蛎、桑椹子、珍珠母各 30 克，白芍药 24 克，沙苑子、地骨皮各 15 克，菊花、木防己、黄芩各 12 克。

[用法] 将生牡蛎、珍珠母先煎 30 分钟，再入其他药同煎 20 分钟，每剂煎 3 次，将 3 次所煎药液混匀，于早、中、晚饭后 3 次分服。本方经临床应用证实，对高血压病 Ⅱ 期确有良效。

[功用] 平肝潜阳，清肝泻火，柔肝养阴。

[适应证] 适用于本病肝阳上亢型，症见头昏，头痛，心悸，耳鸣，失眠等。

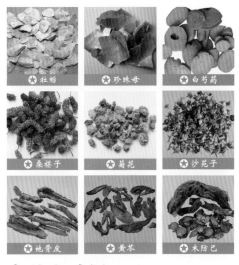

★牡蛎　★珍珠母　★白芍药
★桑椹子　★菊花　★沙苑子
★地骨皮　★黄芩　★木防己

辛芷六味汤

[组成] 细辛 2.5 克，白芷 3 克，熟地黄 18 克，牡丹皮 6 克，山药 15 克，茯苓、泽泻、怀牛膝各 9 克，珍珠母 20 克。

[用法] 每日 1 剂，先煎珍珠母 15 分钟，后纳入诸药，用水 750 毫升，煎至 50 毫升，分 2 次服。

[功用] 补益肝肾，平肝潜阳。

[适应证] 适用于本病肝肾不足，肝阳上亢型，症见头痛，目眩，耳鸣，腰膝酸软等。

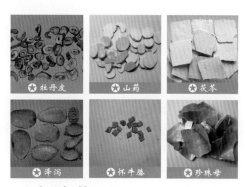

★牡丹皮　★山药　★茯苓
★泽泻　★怀牛膝　★珍珠母

天麻钩藤汤

[组成] 天麻、黄芩、川牛膝各 15 克，钩藤、赤茯神、桑寄生、杜仲、益母草、夜交藤各 20 克，石决明 25 克，栀子 10 克。

[用法] 先将石决明加水煎煮 30 分钟，而后加入其余药（钩藤最后下，共煎 2 遍，早、晚分服，每日 1 剂）。

[功用] 平肝潜阳。

[适应证] 适用本病肝阳上亢型，症见头晕，头痛，腰膝酸软，失眠心烦，面红升火等高血压。

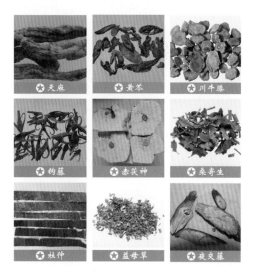

★天麻　★黄芩　★川牛膝
★钩藤　★赤茯神　★桑寄生
★杜仲　★益母草　★夜交藤

杜仲活络汤

[组成] 杜仲、钩藤（包煎）各30克，十大功劳木、鸡血藤各15克，夏枯草9克。

[用法] 除钩藤外，其余4味药先加水煎20分钟，后入钩藤煎10分钟，倒出药液再加水煎，将2次所煎药液混匀，早、晚分服，每日1剂。

[功用] 平肝潜阳，息风止痉。

[适应证] 用于本病肝阳亢盛型，症见头晕头痛，腰膝酸软，肢体麻木等。

★杜仲　★十大功劳木　★鸡血藤

清降汤

[组成] 桑白皮、地骨皮各30克。

[用法] 每日1剂，每剂煎3次，将3次所煎药液混匀，上午8时服第1次，下午3时服第2次，晚上8时服第3次，20日为1个疗程，可连续服用。服用本方忌烟酒、面粉制品，宜低盐饮食。

[功用] 清肝泻肺，凉血散瘀。

[适应证] 用于本病肝阳上亢或痰火上扰型，症见头痛，眩晕，烦躁，口渴，胸闷，肢麻等。

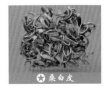

★桑白皮　★地骨皮

复方杜仲汤

[组成] 生杜仲、黄芩、黄芪、钩藤、生地黄、当归、川芎各90克，夏枯草40克，益母草60克，桂圆肉、藁本各75克，槐花45克。

[用法] 诸药加水750毫升，煎至100毫升，分早、中、晚3次温服，10日为1个疗程。

[功用] 平肝潜阳。

[适应证] 用于本病肝阳上亢型，症见头晕头痛，视物模糊，目赤，耳如蝉鸣，肢麻等。

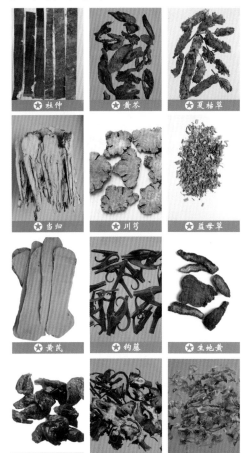

★杜仲　★黄芩　★夏枯草
★当归　★川芎　★益母草
★黄芪　★钩藤　★生地黄
★桂圆肉　★藁本　★槐花

平肝潜阳汤

[组成]生牡蛎、灵磁石、怀牛膝各30克，牡丹皮、夏枯草、菊花、泽泻、黄芩各12克，茵陈、生地黄各15克。

[用法]先将牡蛎、灵磁石加水煎煮30分钟，后入其余药物同煎，共煎2遍，将2次所煎药液混匀，分早、中、晚3次服，每日1剂。本方适用于Ⅱ期高血压病。

[功用]平肝潜阳。

[适应证]用于本病肝阳上亢型，症见眩晕耳鸣，头目胀痛，急躁易怒，口苦面赤等。

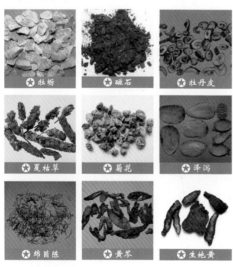

★牡蛎　★磁石　★牡丹皮
★夏枯草　★菊花　★泽泻
★绵茵陈　★黄芩　★生地黄

茱萸党参汤

[组成]吴茱萸3.6克，生姜6克、红枣6枚，党参、姜半夏、怀牛膝、石决明各9克。

[用法]水煎2次，早、晚各服1次，每日1剂。

[功用]温暖肝胃，和中降逆。

[适应证]用于本病痰浊内停，肝气上逆型，症见头痛眩晕，恶心，呕吐痰涎，四肢酸麻等。

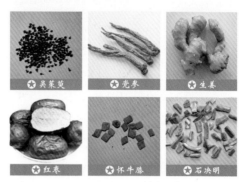

★吴茱萸　★党参　★生姜
★红枣　★怀牛膝　★石决明

益气化痰汤

[组成]黄芩、代赭石、甘草各30克，党参15克，陈皮6克，法半夏12克，决明子24克，白术9克。

[用法]代赭石先煎30分钟，再放入其余药共煎2次，将2次所煎药液混匀，早、晚分服，每日1剂。

[功用]健脾益气化痰。

[适应证]用于本病气虚痰阻型，症见精神不振，四肢乏力，眩晕耳鸣，恶心纳少，呕吐痰涎，便溏等高血压。

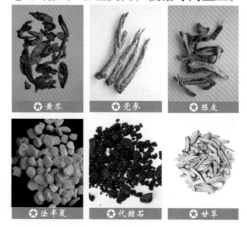

★黄芩　★党参　★陈皮
★法半夏　★代赭石　★甘草

平肝益肾汤

[组成] 石决明、丹参各 30 克，珍珠母、牡蛎、牡丹皮、生地黄、熟地黄、枸杞子、菟丝子各 20 克，制首乌、杜仲、钩藤、怀牛膝各 15 克，茯苓 12 克，桑叶、菊花各 10 克。

[用法] 先加水煎煮石决明、珍珠母、牡蛎 30 分钟，后放入其余药（钩藤除外）同煎 20 分钟，入钩藤再煎 10 分钟后倒出药液，加水煎 2 遍。最后将 2 次所煎药液混匀，早、晚分服，每日 1 剂。

[功用] 平肝潜阳。

[适应证] 用于本病肝阳上亢型，症见眩晕头痛，头重脚轻，耳鸣健忘，心烦等。

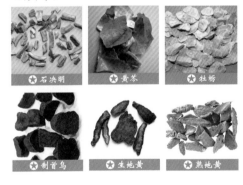

★ 石决明　★ 黄芩　★ 牡蛎

★ 制首乌　★ 生地黄　★ 熟地黄

枣地归麻汤

[组成] 酸枣仁、生地黄各 20 克，钩藤、当归、牡丹皮、天麻各 15 克，菊花、莱菔子各 12 克，生牡蛎、生石决明、生大黄各 30 克。夏枯草、白芍药各 10 克。

[用法] 每日 1 剂，水煎 2 次，将 2 次所煎药液混匀，分早、中、晚 3 次服，9 日为 1 个疗程。

[功用] 平肝潜阳。

[适应] 用于本病肝阳上亢型，症见头痛眩晕，耳鸣，腰膝酸软等。

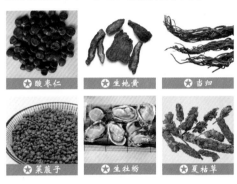

★ 酸枣仁　★ 生地黄　★ 当归

★ 莱菔子　★ 生牡蛎　★ 夏枯草

牡灵丹草汤

[组成] 生牡蛎、怀牛膝、灵磁石各 30 克，牡丹皮、夏枯草、菊花、泽泻、黄芩各 12 克，茵陈、生地黄各 15 克。

[用法] 先将生牡蛎、灵磁石加水煎煮 30 分钟，后将余药放入同煎，共煎 2 次，早、晚各服 1 次，每日 1 剂。

[功用] 平肝潜阳。

[适应证] 用于本病肝阳上亢型，症见头目胀痛，面红耳鸣，眩晕，五心烦热。

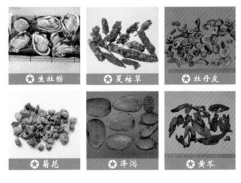

★ 生牡蛎　★ 夏枯草　★ 牡丹皮

★ 菊花　★ 泽泻　★ 黄芩

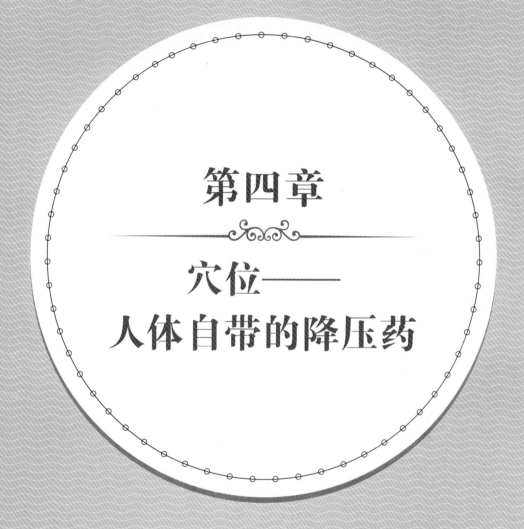

第四章

穴位——
人体自带的降压药

第一节 降压特效穴

太阳

偏头痛特效穴

太阳穴在中医经络学上被称为经外奇穴，刺激太阳穴可促使大脑血液循环加快，既有降压作用，又可防治脑动脉硬化，可有效地缓解血压升高引起的偏头痛、头晕等症状。

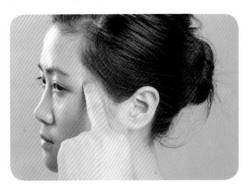

» 艾灸

宜采用温和灸。施灸时，被施灸者取坐位，施灸者手执艾条以点燃的一端对准施灸穴位上，距离皮肤1.5～3厘米，以感到施灸处温热、舒适为度。每日灸1次，每次灸3～5分钟，灸至皮肤产生红晕为止。经常艾灸太阳穴，可有效缓解高血压、风湿、关节痛、头痛等病症。

【定位】

在颞部，当眉梢与目外眦之间，向后约一横指的凹陷处。

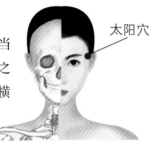

太阳穴

【主治】

偏正头痛，目赤肿痛，目眩，目涩，牙痛，三叉神经痛。

【功效】

清肝明目，通络止痛。

日常保健

» 按摩

双手食指或中指螺纹面分别按于两侧太阳穴，顺时针方向按揉2分钟，以局部有酸胀感为佳。如需要较大范围或力量较重的按揉，可以用两手的鱼际部代替食指。经常按揉此穴可改善高血压所致的头痛、头晕、失眠等。

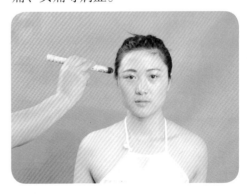

【配伍】

风湿头痛者，配头维、阴陵泉；阳明头痛者，配攒竹、合谷、内庭；少阳头痛者，配率谷、外关、足临泣；太阳头痛者，配天柱、后溪、申脉。

印堂

调和阴阳畅达气机

印堂穴是人体经外奇穴,《达摩秘功》中将此穴也列为"回春法"之一,可见其重要地位。印堂穴位于督脉之上,且督脉与任脉相通,而任督二脉对十二经脉起着维系与沟通作用。因此,刺激印堂穴不但能治头部诸症,且能通调十二经脉之气,对全身均起着调整作用。凡眩晕耳鸣,头痛脑胀、高血压病、产后血晕、急性腰扭伤等病证。刺激印堂穴能使阴阳协调,气机畅达而使病愈。

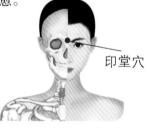

印堂穴

【定位】

在人体前额部,当两眉头间连线与前正中线之交点处。

【主治】

头痛,眩晕,失眠,结膜炎,睑缘炎,鼻炎,额窦炎,鼻出血,面神经麻痹,三叉神经痛,子痫,高血压病,小儿惊风等。

【功效】

清头明目,通鼻开窍。

日常保健

» 按摩

用中指或拇指指腹按住印堂穴,做上下推的动作,先向上推至发际 10 ~ 20 次后,再向下推至鼻梁 10 ~ 20 次。经常指推此穴可改善高血压所致的头痛、眩晕、烦躁等。

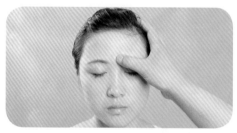

» 艾灸

采用温和灸法。每日灸 1 次,每次灸 5 ~ 15 分钟,一般 10 天为 1 疗程。可有效缓解高血压、眩晕、耳鸣等症。

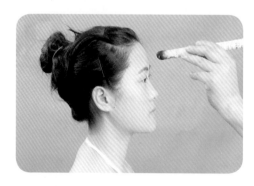

【配伍】

配攒竹、丝竹空、四白、太阳治目痛;配太阳、风池治头痛;配攒竹治头重;配丝竹空、头维治眩晕;配中冲、百会、大敦、合谷治中风不省人事。

百会

·───❦───· 健脑降压很轻松

头为诸阳之会，百脉之宗，而百会穴则为各经脉气会聚之处。穴性属阳，又于阳中寓阴，故能通达阴阳脉络，连贯周身经穴，对于调节机体的阴阳平衡起着重要的作用。百会穴对高血压症所造成的头痛、头晕非常有治疗效果。

【定位】

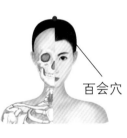

在头部，当前发际正中直上5寸，或两耳尖连线中点处。

百会穴

【主治】

头痛，眩晕，高血压病，惊悸，健忘，尸厥，中风不语，癫狂，痫证，癔症，耳鸣，鼻塞，脱肛，痔疾，阴挺，泄泻。

【功效】

醒脑开窍，安神定志，升阳举陷。

日常保健

» 按摩

用手掌按摩头顶中央的百会穴，每次按顺时针方向和逆时针方向各按摩50圈，每日2～3次。坚持按摩，可有效缓解高血压病、低血压、头痛、神经衰弱等病症。

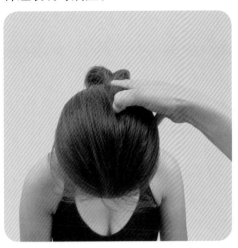

» 温灸

艾条温和灸灸百会穴，每次10～15分钟，每天1次，可防治头昏头痛、失眠、阳气不足、神经衰弱等疾病。

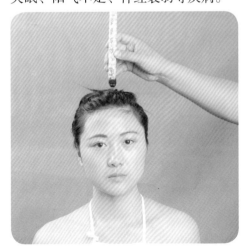

【配伍】

配太冲、头维、太阳、风池治疗肝阳头痛；配脑空、天枢治头风；针刺百会，配耳穴的神门埋揿针戒烟。

四神聪

·促进头部血液循环

四神聪，原名"神聪"，位于头顶部，百会穴前后左右各开1寸处，共由4个穴位组成。就像四路大神各自镇守一方，故名"四神聪"。刺激该穴，可促进头部血液循环，增加大脑供血，起到醒神益智、助眠安神、消除疲劳、强健精神的养生功效。高血压病患者经常刺激该穴，可有效降低血压，改善头痛、头晕等症状。

【定位】

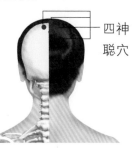

四神聪穴

在头顶部，当百会前后左右各1寸，共四穴。

【主治】

头痛，眩晕，失眠，健忘，癫狂，痫症，偏瘫，脑积水，大脑发育不全。

【功效】

镇静安神，清头明目，醒脑开窍。

日常保健

» 按摩

取坐位，用双手的食指、中指同时点揉四神聪穴，每穴点揉2分钟，以局部有酸胀感为佳。经常点揉四神聪穴可改善高血压所致的神经衰弱、失眠、眩晕、健忘、耳聋等。

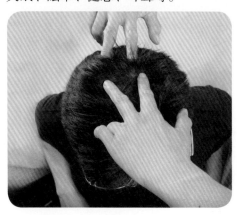

» 刮痧

用刮痧板刮拭四神聪穴50次，力度轻柔，隔天1次，可有效缓解高血压病引起的头痛、眩晕、失眠、健忘等病症。

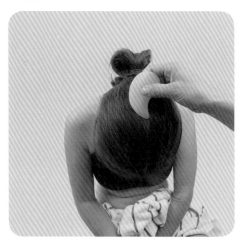

【配伍】

四神聪配神门、三阴交治失眠；配太冲、风池治头痛、头昏。

风池

❖ 提神醒脑降压快

风池最早见于《灵枢·热病》篇，在《谈谈穴位的命名》中这样说："风为阳邪，其性轻扬，头顶之上，唯风可到，风池穴在颞颥后发际线者中，手少阴、阳维之会，主中风偏枯，少阳头痛，乃风邪蓄积之所，故名风池。"经常刺激该穴可改善头部血液循环、脑供氧，缓解高血压病引起的头目胀痛、面红目赤、头晕、心悸等病症。

【定位】

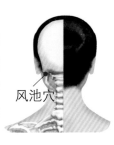

在项部，当枕骨之下，与风府相平，胸锁乳突肌与斜方肌上端之间的凹陷处。

风池穴

【主治】

头痛，眩晕，颈项强痛，目赤痛，目泪出，鼻渊，鼻衄，耳聋，气闭，中风，口眼㖞斜，疟疾，热病，感冒，瘿气。

【功效】

平肝息风，祛风解毒，通利官窍。

日常保健

» 按摩

用双手拇指揉捏风池穴 1 ~ 3 分钟左右，以局部有酸胀感为佳。经常揉捏可改善高血压所致的头晕、面部烘热、耳中鸣响、头痛发热、颈项强痛等。

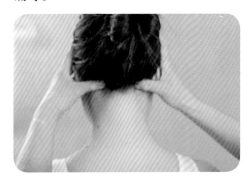

» 艾灸

宜采用艾条温和灸。施灸时，被施灸者取坐位，施灸者手执艾条以点燃的一端对准风池穴，距离皮肤1.5 ~ 3厘米，以感到施灸处温热、舒适为度。每日灸 1 次，每次灸 5 ~ 10 分钟。可有效缓解高血压、头痛、眩晕、颈项强痛、目赤痛等症。

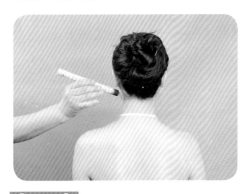

【配伍】

配合谷、丝竹空治偏正头痛；配悬钟治眩晕、耳鸣；配百会、太冲、水沟、足三里、十宣治中风。

风府

颈项强痛疗效好

风，指穴内气血为风气；府，府宅。风府名意指督脉之气在此吸湿化风。刺激该穴能疏散风邪，改善脑供血，防治血压骤升骤降。

【定位】

在项部，当后发际正中直上1寸，枕外隆凸直下，两侧斜方肌之间凹陷处。

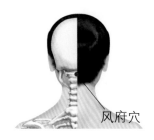

风府穴

【主治】

癫狂，痫证，癔症，中风不语，悲恐惊悸，半身不遂，眩晕，颈项强痛，咽喉肿痛，目痛，鼻衄。

【功效】

散风息风，通关开窍。

日常保健

» 按摩

用拇指点按风府穴，要稍微用力，能感觉到有股热流窜向前额，每次点按30～50次，可有效缓解头晕、头痛、高血压病、颈项强痛等病症。

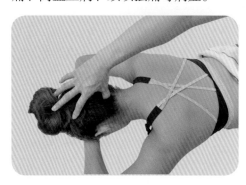

» 艾灸

温和灸。取坐位，施灸者站或坐于一旁，手执艾条以点燃的一端对准风府穴，距离皮肤1.5～3厘米施灸，以感到施灸处温热、舒适为度。每日灸1～2次，每次灸20分钟左右，灸至皮肤产生红晕为止。可缓解高血压病引起的不适症状。

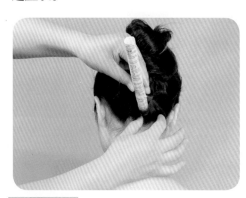

【配伍】

配腰俞治足不仁；配昆仑治癫狂、多言；配金津、玉液、廉泉治舌强难言；配风市治寒伤肌肤经络；配肺俞、太冲、丰隆治狂躁奔走，烦乱欲死。

承灵

散风清热治头晕

承，承受；灵，神灵，天部之气。该穴名意指头之天部的寒湿水气由此汇入胆经。经常刺激本穴可缓解阴虚火旺型高血压病引发的头痛、眩晕、目赤肿痛等病症。

【定位】

在头部，当前发际上 4 寸，头正中线旁开 2.25 寸。

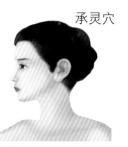

承灵穴

【主治】

头晕，眩晕，目痛，鼻渊，鼻衄，鼻窒，多涕。

【功效】

通利官窍，散风清热。

日常保健

» 刮痧

用刮痧板角部刮拭承灵穴 30 次，可不出痧，隔天 1 次，可有效缓解高血压病、头晕、头痛、耳鸣、耳聋、失眠、

目赤肿痛等病症。

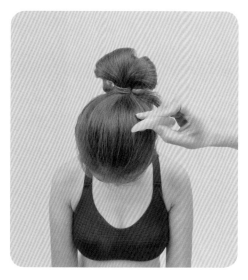

» 艾灸

艾炷灸或温针灸 3 ~ 5 壮；艾条灸 5 ~ 7 分钟。1 天 1 次，可有效缓解高血压病、头晕、头痛等病症。

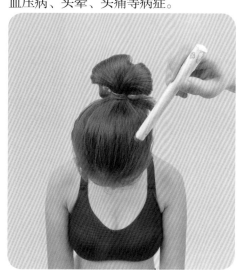

【配伍】

配风池、风门、后溪治鼻衄；配迎香、印堂治鼻渊。

天鼎

理气散结调血压

天，头面；鼎，炉鼎。天鼎名意指大肠经经水受热气化并上行于天。此穴属手阳明大肠经，位居颈部，内应咽喉，具有疏经通络、理气化痰、消肿止痛、祛瘀散结之功，并可降逆泻火、清燥存阴，可用于治疗颈部及咽喉诸疾。经常刺激本穴可以理气散结，改善头面血液循环，缓解高血压病引起的面红目赤、头目胀痛等病症。

【定位】

在颈外侧部，胸锁乳突肌后缘，当结喉旁，扶突与缺盆连线中点。

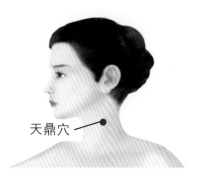

天鼎穴

【主治】

暴喑气梗，咽喉肿痛，瘰疬，瘿气。

【功效】

理气化痰，清咽利膈。

日常保健

» 按摩

用拇指按压天鼎穴 50 ~ 100 次，每天坚持，可有效缓解肩臂疼痛、颈项强痛、高血压病、头痛、头晕、目赤肿痛等病症。

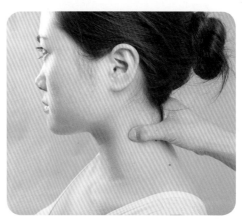

» 艾灸

艾炷灸或温针灸 3 ~ 5 壮；艾条灸 5 ~ 7 分钟。1 天 1 次，可有效缓解高血压病引起的头晕、面色潮红等病症。

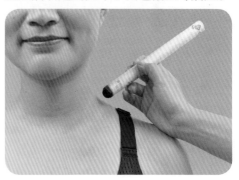

【配伍】

配少商治咽喉肿痛；配合谷治瘿气；配合谷、间使治暴喑。

人迎

利咽散结降血压

人，民众，指胸腹部；迎，迎受。人迎名意指胃经气血由本穴向胸腹以下的身体部位传输。基于血流动力学研究证实，刺激人迎穴有抑制动脉硬化形成的作用，能够调节血管内皮细胞的内分泌功能，而起降压作用。

【定位】

在颈部，喉结旁，当胸锁乳突肌的前缘，颈总动脉搏动处。

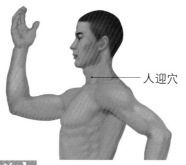

人迎穴

【主治】

咽喉肿痛，气喘，瘰疬，瘿气，高血压病。

【功效】

理气降逆，利咽散结，通经活络。

日常保健

» 按摩

用中指指腹在一侧人迎穴向内下方缓慢用力按压，至手下有明显搏动感觉，按 5 ~ 8 秒，然后将手指迅速放开，此时头部会有发热的感觉，休息 15 ~ 20 秒后，待发热感觉退却后，再重复操作两次；然后用手指轻轻弹拨胸锁乳突肌 30 ~ 40 次。再换另一侧操作，每日 1 ~ 2 次。

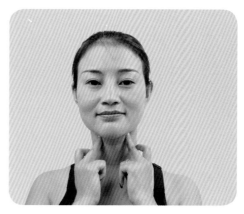

» 艾灸

艾条点燃后放于穴位上方约 3 厘米处，使局部有温热感为宜，一般每次灸 10 ~ 15 分钟，以局部潮红为度，每日 1 ~ 2 次。可有效缓解头痛、高血压病、抑郁症等病症。

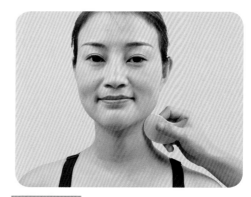

【配伍】

配大椎、太冲治高血压病。

天柱

头部疾病的首选穴

人体以头为天，颈项犹擎天之柱，穴在项部斜方肌起始部，天柱骨之两旁，故名天柱。该穴道是治疗头部、颈部、脊椎以及神经类疾病的首选穴之一。经常刺激本穴能促进血液循环，降低并稳定血压，还能调畅情志，缓解抑郁症。

【定位】

在项部大筋（斜方肌）外缘之后发际凹陷中，约当后发际正中旁开 1.3 寸。

— 天柱穴

【主治】

头痛，项强，高血压病，鼻塞，癫狂痫，肩背病，热病。

【功效】

疏风解表，利鼻止痛。

日常保健

» 按摩

用双手拇指着力，按压两侧天柱穴约 2 分钟，以局部有酸胀感为佳。经常按压此穴可改善高血压所致的头痛、头晕、恶心、视力减退等病症。

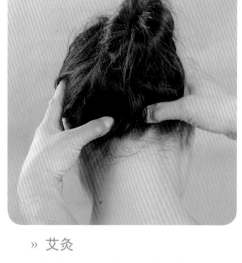

» 艾灸

宜采用温和灸。手执艾条以点燃的一端对准天柱穴，距离皮肤 1.5 ~ 3 厘米，以感到施灸处温热、舒适为度。每日灸 1 次，每次灸 20 ~ 30 分钟，灸至皮肤产生红晕为止。可有效缓解头痛、高血压病等病症。

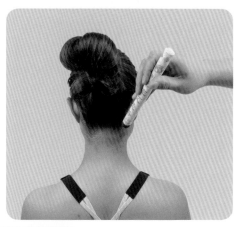

【配伍】

配大椎治头痛项强；配列缺、后溪，治头痛；配合谷、太阳，治目赤肿痛。

内关

心脏的保健要穴

内，内部；关，关卡。内关名意指心包经的体表经水由此注入体内。内关为常用特定穴，亦是全身强壮要穴之一，属于手厥阴心包经，对心、胸、胃、神经性疾病均有效。能宁心安神、宣痹解郁、宽胸理气、宣肺平喘、缓急止痛、降逆止呕、调补阴阳气血、疏通经脉等。

【定位】

在前臂掌侧，当曲泽与大陵的连线上，腕横纹上2寸，掌长肌腱与桡侧腕屈肌腱之间。

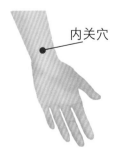

内关穴

【主治】

心绞痛，心肌炎，心律不齐，高血压病，高脂血症，胃炎，癔症等。

【功效】

宁心安神，理气止痛。

日常保健

» 按摩

用拇指指端揉按内关穴100～200次，每天坚持，具有补心的作用，可改善高血压所致的烦躁、心慌、心悸、胸闷、胸胁痛、失眠、胃肠神经症等病证。

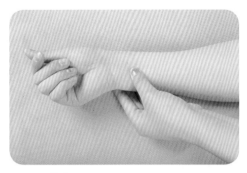

» 艾灸

宜采用温和灸。将点燃的艾条对准内关穴，距离皮肤1.5～3厘米熏烤，每日灸1～2次，每次灸10～15分钟。可缓解血压高引起的心痛、心悸、胸闷、胸痛等心胸病证。

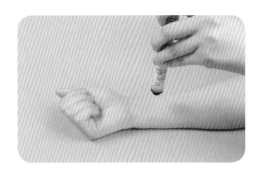

【配伍】

配大陵、神门主治失眠；配郄门主治心痛；配患侧悬厘治偏头痛。

劳宫

强健心脏常用穴

劳，劳作；宫，宫殿。该穴名意指心包经的高热之气在此带动脾土中的水湿气化为气。劳宫穴有内外之分，属手厥阴心包经穴，为心包经之"荥穴"。刺激劳宫穴可清心热、泻肝火，故由肝阳上亢、化生风和上挠心所造成的中风、高血压病或心神志病症均可治疗。

【定位】

在手掌心，当第 2、3 掌骨之间偏于第 3 掌骨，握拳屈指的中指尖处。

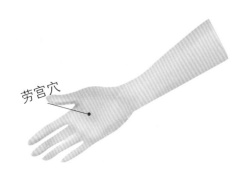

劳宫穴

【主治】

中风昏迷，中暑，心痛，癫狂，痫证，口疮，口臭，鹅掌风。

【功效】

提神醒脑，清心安神。

日常保健

》 按摩

高血压患者因生气、暴怒或激动使血压急剧上升，此时，可按压劳宫穴，用大拇指从另一只手的劳宫穴开始按压，逐个按到每个指尖，左右手交替按压。按压时要保持心平气和、呼吸均匀。按压后突然升高的血压可得到缓解。

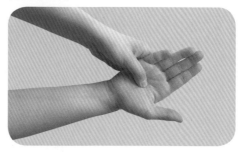

》 艾灸

手执艾条以点燃的一端对准劳宫穴，距离皮肤 1.5 ~ 3 厘米，以感到施灸处温热、舒适为度。每日灸 1 次，每次灸 3 ~ 15 分钟。可有效缓解高血压病、心痛等病症。

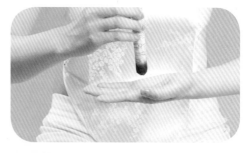

【配伍】

配后溪治三消、黄疸；配涌泉治五般痫。

合谷

⚫━━改善脑部血液循环

合，汇聚；谷，两山之间的空隙。合谷名意指大肠经气血会聚于此并形成强盛的水湿风气场。合谷为全身反应的最大刺激点，可以降低血压、镇静神经、调整机能、开关节而利痹疏风、行气血、通经络、清滞瘀。常刺激此穴，还有健脾胃的作用，对头痛、耳聋、视力模糊、失眠、神经衰弱等症都有很好的调理保健功能。

【定位】

在手背，第1、2掌骨间，当第2掌骨桡侧的中点处。

合谷穴

【主治】

头痛，高血压病，目赤肿痛，鼻衄，齿痛，牙关紧闭，口眼㖞斜，耳聋，痄腮，咽喉肿痛，热病无汗，多汗，腹痛，便秘，经闭，滞产。

【功效】

镇静止痛，通经活经，清热解表。

日常保健

» 按摩

常用拇指指腹垂直按压此穴，每次1～3分钟，每天坚持，不仅有健脾胃的作用，还对头痛、高血压病、耳聋、视力模糊、失眠、神经衰弱等症都有很好的调理保健功能。

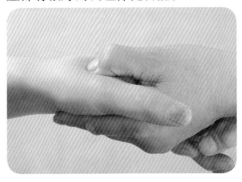

» 艾灸

宜采用温和灸。将点燃的艾条对准合谷穴，距离皮肤1.5～3厘米，以感到施灸处温热、舒适为度。每日灸1次，每次灸5～10分钟，灸至皮肤产生红晕为止。可有效缓解高血压病、发热恶寒、头痛、咽喉肿痛、耳鸣耳聋、疔疮等病症。

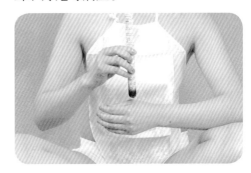

【配伍】

配太冲，主治癫狂、头痛、眩晕、高血压病；配太阳治头痛；配迎香治鼻疾；配少商治咽喉肿痛；配三阴交治经闭、滞产；配地仓颊车治口眼㖞斜。

列缺

治头痛项强要穴

列，分解，裂开；缺，缺口。此穴属于手太阴肺经之络穴，亦是八脉交会穴（通于任脉），有宣肺解表、通经活络、通调任脉的作用。该穴既可治疗外感风邪之头痛项强，又可治疗经气阻滞，气血运行不畅的头痛、项强，缓解高血压病及其引起的不适。

【定位】

在前臂桡侧缘，桡骨茎突上方，腕横纹上 1.5 寸，当肱桡肌与拇长展肌腱之间。

列缺穴

【主治】

伤风，头痛，项强，咳嗽，气喘，咽喉肿痛，口眼喎斜，齿痛。

【功效】

宣肺解表，通经活络，通调任脉。

日常保健

» 按摩

每天坚持用拇指指腹揉按列缺穴，每次 1 ~ 3 分钟，长期坚持，对于缓解三叉神经痛、健忘、惊悸、高血压病等病症，可以起到显著的保健调理效果。

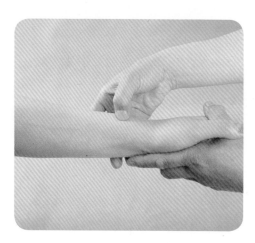

» 艾灸

宜采用温和灸。将点燃的艾条对准列缺穴，距离皮肤 1.5 ~ 3 厘米熏烤，以使患者感到施灸处温热、舒适为度。每日灸 1 次，每次灸 5 ~ 10 分钟，灸至皮肤产生红晕为止。可有效缓解惊悸、高血压病等病症。

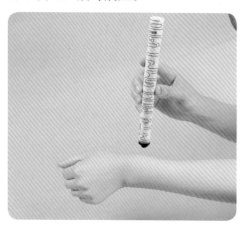

【配伍】

配中脘、合谷、上星、太渊、百会、头维、丝竹空、风池、太阳治头痛；配合谷治伤风头痛、项强；配肺俞治咳嗽气喘。

三阴交

滋阴补肾的降压穴

三阴，足三阴经；交，交会。该穴名意指足部的三条阴经中气血物质在本穴交会。本穴除可健脾益血外，也可调肝补肾，亦有安神之效，可帮助睡眠。常刺激此穴可调补肝、脾、肾三经气血，对治疗内分泌失调，防治高血压、糖尿病、冠心病等效果显著。

【定位】

在小腿内侧，当足内踝尖上3寸，胫骨内侧缘后方。

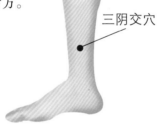

三阴交穴

【主治】

肠鸣腹胀，泄泻，月经不调，带下，阴挺，不孕，滞产，遗精，阳痿，遗尿，疝气，心悸，失眠，高血压病，下肢痿痹，脚气。

【功效】

健脾和胃，调补肝肾，行气活血，疏经通络。

日常保健

» 按摩

用拇指指腹顺时针按揉三阴交穴2分钟，然后逆时针按揉2分钟。经常按揉此穴可改善高血压所致的失眠、心悸、心慌、小便不利等。

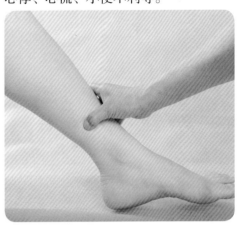

» 艾灸

宜采用温和灸。施灸时，将点燃的艾条对准三阴交穴，距离皮肤1.5 ~ 3厘米熏烤，以使患者感到施灸处温热、舒适为度。每日灸1次，每次灸5 ~ 10分钟。

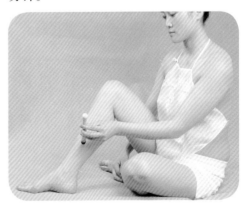

【配伍】

配足三里治肠鸣泄泻；配中极治月经不调；配子宫治疗阴挺；配大敦治疝气；配内关、神门治失眠。

昆仑

调理肝肾阴虚性高血压病

昆仑，广漠无垠。昆仑名意指膀胱经的水湿之气在此吸热上行。经常刺激本穴可以调节血液循环，散除血热，调理肝肾，从而达到降低血压的目的，改善肝肾阴虚型高血压病所致的各种不适。

【定位】

在足部外踝后方，当外踝尖与跟腱之间的凹陷处。

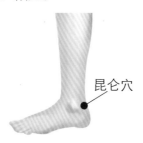

昆仑穴

【主治】

头痛，腰痛，高血压病，眼疾，怕冷症，腹气上逆，肠结石，下痢。

【功效】

安神清热，舒筋活络。

日常保健

» 按摩

用右手拇食指岔开，拇指按在右足昆仑穴，食指按在右足内踝下照海穴上，拇食指同时用力捏拿50下；换左手捏拿左足昆仑穴50下。经常捏拿该穴可改善高血压所致的头痛、目眩、腰酸、耳鸣、失眠、小便频数、遗尿等。

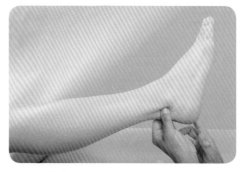

» 艾灸

宜采用温和灸。将点燃的艾条对准昆仑穴，距离皮肤1.5～3厘米熏烤，每日灸1～2次，每次灸10～15分钟。可缓解血压高引起的心痛、心悸、胸闷、胸痛等心胸病证。

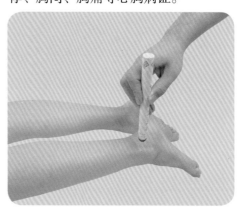

【配伍】

配风池治头痛、目眩；配风池、天柱、肩中俞、后溪治疗项痛；配太溪、丘墟、三阴交治疗足跟痛。

悬钟

人体降压的大药

悬，吊挂；钟，古指编钟，为一种乐器，其声浑厚响亮。该穴名意指胆经上部经脉的下行经水在此飞落而下。该穴有较强的疏通经络、行气活血的功能，善于调节人体微循环，堪称人体天生的降压大药。

【定位】

在小腿外侧，当外踝尖上 3 寸，腓骨前缘。

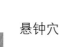

悬钟穴

【主治】

坐骨神经痛，脑血管病，高脂血症，高血压病，颈椎病，小儿舞蹈病等。

【功效】

泄胆火，清髓热，舒筋脉。

日常保健

» 刮痧

用刮痧板角部刮拭悬钟穴 30 次，稍微出痧即可，隔天 1 次，可有效缓解高血压病、肢体麻木、半身不遂等病症。

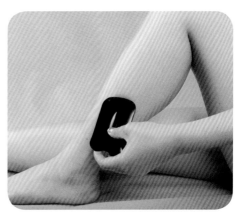

» 艾灸

宜采用温和灸。施灸时，手执艾条以点燃的一端对准悬钟穴，距离皮肤 1.5 ~ 3 厘米处施灸，以感到施灸处温热、舒适为度。每日灸 1 次，每次灸 10 ~ 15 分钟，灸至皮肤产生红晕为止。可有效缓解坐骨神经痛、脑血管病、高脂血症、高血压病、颈椎病等病症。

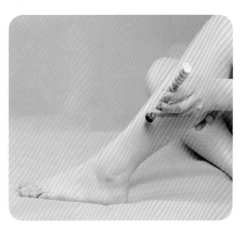

【配伍】

配后溪、列缺治项强、落枕；配天柱、后溪治颈项强痛；配风池治眩晕、耳鸣；配丰隆治高脂血症。

足三里

·➤ 双向调节血压

足三里为足阳明胃经之合穴，是五俞穴之一，其性属土经土穴，凡六腑之病皆可用之。刺激足三里穴有调节机体免疫力、增强抗病能力，对血压及胃肠蠕动有双向调节作用，既能降血压，又能抗休克，还能镇静、安神，治疗头晕、失眠等病症。

【定位】

在小腿前外侧，当犊鼻下3寸，距胫骨前缘1横指（中指）。

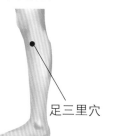

足三里穴

【主治】

急慢性胃肠炎，十二指肠溃疡，胃下垂，痢疾，阑尾炎，肠梗阻，肝炎，高血压病，高脂血症，冠心病，心绞痛，风湿热，支气管炎，支气管哮喘，肾炎，肾绞痛，膀胱炎，阳痿，遗精，功能性子宫出血，盆腔炎，休克，失眠。

【功效】

调理脾胃，补中益气，通经活络，疏风化湿，扶正祛邪。

日常保健

» 按摩

每天用大拇指或中指按压足三里穴1次，每次按压5～10分钟，每分钟按压15～20次，注意每次按压要使足三里穴有针刺一样的酸胀、发热的感觉。

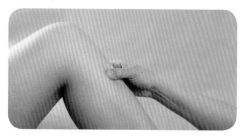

» 艾灸

每周用艾条艾灸足三里穴1～2次，每次灸15～20分钟，艾灸时应让艾条的温度稍高一点，使局部皮肤发红，艾条缓慢沿足三里穴上下移动，以不烧伤局部皮肤为度。坚持2～3个月，能增强体力，解除疲劳，强壮神经，预防衰老，对结核病、伤风感冒、高血压、低血压、脑出血及其他病症都有防治作用。

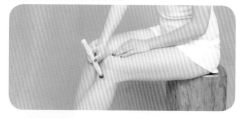

【配伍】

配曲池、丰隆、三阴交治头晕目眩；配天枢、三阴交、肾俞、行间治心悸。

行间

⚫━━⟐ 清肝泻火降血压

行，行走、流动、离开；间，二者当中。该穴名意指肝经的水湿风气由此顺传而上。经常刺激本穴能疏通肝经，调畅气血，清散血热而安定心神，从而降低血压，缓解高血压病引起的颜面发红、目赤肿痛、头痛等病症。

【定位】

在足背侧，当第 1、2 趾间，趾蹼缘的后方赤白肉际处。

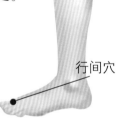

行间穴

【主治】

高血压病，青光眼，结膜炎，睾丸炎，功能性子宫出血，肋间神经痛等。

【功效】

清肝泄热，凉血安神，息风活络。

日常保健

» 刮痧

用点按法向下按压、刮拭行间穴 30 ~ 50 次，可不出痧，每天 1 次，可有效缓解失眠、目赤肿痛、高血压病、头晕、头痛等病症。

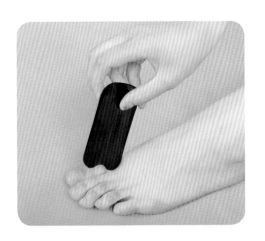

» 艾灸

点燃艾条温和灸，灸行间穴 10 ~ 20 分钟，每天 1 次。这种方法对高血压病、酒精肝、脂肪肝、肝硬化有很好的辅助治疗作用。

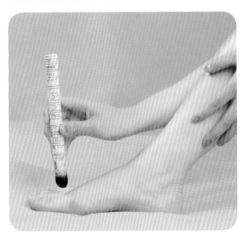

【配伍】

配睛明治青光眼、降眼压；配太冲、合谷、风池、百会治肝火上炎头痛、眩晕、衄血；配中脘、肝俞、胃俞治肝气犯胃之胃痛；配中府、孔最治肝火犯肺干咳或咯血。

太冲

调肝顺气降血压

太，大；冲，冲射之状。该穴名意指肝经的水湿风气在此向上冲行。穴属肝经，为肝脏元气留止之处。一方面，"肝足厥阴之脉，上出额，与督脉会于巅"（《灵枢·经脉》），所以肝脑相通；另一方面，肝为"一身气化发生之始""握升降之枢"，因此古今论述皆认为太冲具平肝潜阳、行气解郁之功，是治疗高血压病的要穴。

【定位】

在足背侧，当第1跖骨间隙的后方凹陷处。

太冲穴

【主治】

脑血管病，高血压病，青光眼，面神经麻痹，癫痫，肋间神经痛，月经不调，下肢瘫痪，头痛，眩晕，小儿惊风，口㖞。

【功效】

回阳救逆，调经止淋。

日常保健

» 按摩

用拇指指腹按揉太冲穴，每天按揉3次，每次100下，可有效缓解高血压病、头晕、头痛等病症。

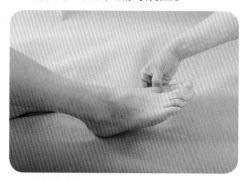

» 艾灸

手执艾条，以点燃的一端对准太冲穴，距离皮肤1.5 ~ 3厘米施灸。每日灸1次，每次灸3 ~ 15分钟。具有调理气血，平肝息风的作用。可有效缓解肝气上亢引起的头痛、牙痛、咽痛、高血压病、癫狂、痫症等病症。

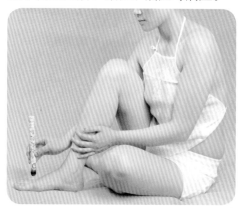

【配伍】

配大敦治七疝；泻太冲、补太溪、复溜治肝阳上亢之眩晕；配合谷为开四关又治四肢抽搐；配肝俞、膈俞、太溪、血海治贫血、羸瘦；配间使、鸠尾、心俞、肝俞治癫狂痫。

内庭

❀ 内火旺盛的克星

内，入；庭，指门庭。穴在足背第2、3趾间缝纹端，趾缝如门，喻穴在纳入门庭之处，故名内庭。属足阳明胃经，为胃经之荥穴，擅于泻火止痛，是热证、上火的克星。经常刺激本穴能有效清肝泻火，降低血压，对胃火引起的牙痛、咽喉肿痛、口臭等发热病症亦有良好的疗效。

【定位】

在足背当第2、3跖骨结合部前方凹陷处。

内庭穴

【主治】

高血压病，齿痛，咽喉肿病，口咽，鼻衄，胃病吐酸，腹胀，泄泻，痢疾，便秘，热病，足背肿痛。

【功效】

清胃热，化积滞。

日常保健

» 刮痧

用刮痧板角部刮拭内庭穴30次，以出痧为度，隔天1次，可有效缓解腹胀、高血压病、头晕、头痛、耳鸣、耳聋、三叉神经痛等病症。

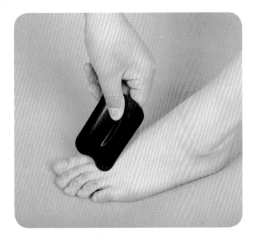

» 艾灸

宜采用温和灸。施灸时，手执艾条以点燃的一端对准内庭穴，距离皮肤1.5 ~ 3厘米，以感到施灸处温热、舒适为度。每日灸1次，每次灸5 ~ 15分钟，5次为1个疗程。可有效缓解泄泻、腹胀、高血压病、头晕头痛等病症。

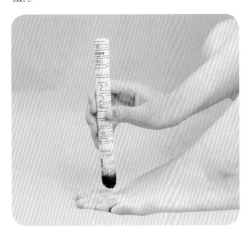

【配伍】

配合谷治齿痛；配地仓、颊车治口咽；配太冲、曲池、大椎等治热病。

涌泉

❖ 滋肾益阴降血压

涌，外涌而出；泉，泉水。该穴名意指体内肾经的经水由此外涌而出体表。本穴为肾经经脉的第一穴，为肾经井穴。经常刺激本穴对各类亚健康的缓解有很大帮助，可以改善肝肾阴虚型高血压病所致的精神萎靡、少寐多梦、腰膝酸软等病症。

【定位】

在足底部，卷足时足前部凹陷处，约当第2、3趾趾缝纹头端与足跟连线的前1/3与后2/3交点上。

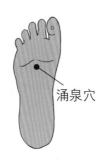

涌泉穴

【主治】

休克，高血压病，失眠，癔症，癫痫，小儿惊风，神经性头痛，遗尿，尿潴留。

【功效】

滋肾益阴，平肝息风。

日常保健

» 按摩

用拇指从足跟向足尖搓涌泉穴约1分钟，然后按揉约1分钟。搓涌泉穴具有使肾阴和肾阳旺盛的作用，从而抑制高血压引起的阳气上亢。

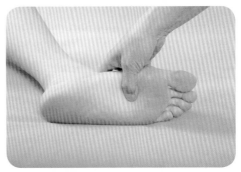

» 艾灸

手执艾条以点燃的一端对准涌泉穴，距离皮肤1.5 ~ 3厘米，灸至皮肤产生红晕为止。每日灸1次，每次灸10 ~ 15分钟。灸之可引热下行，调和阴阳，使血压趋于正常。血压稳定后改为每周2 ~ 3次，巩固疗效。

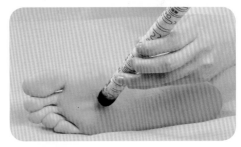

【配伍】

配然谷治喉痹；配阴陵泉治热病挟脐急痛，胸胁满；配水沟、照海治癫痫；配太冲、百会治头项痛。

曲池

疏风清热降压要穴

曲，隐秘；池，水的围合之处、汇合之所。曲池名意指本穴的气血物质为地部之上的湿浊之气。曲池穴对人体的消化系统、血液循环系统、内分泌系统等均有明显的调整作用。经常刺激本穴对血管舒缩功能有调节作用，轻刺激可引起血管收缩，重刺激多引起血管扩张。曲池穴的降低血压作用已被证实，且远期疗效较好。

【定位】

在肘横纹外侧端，屈肘，当尺泽与肱骨外上髁连线中点。

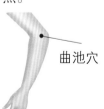

曲池穴

【主治】

脑血管病后遗症，肺炎，扁桃体炎，咽喉炎，牙痛，睑腺炎，乳腺炎，甲状腺肿大，过敏性疾病。

【功效】

解表热，清热毒。

日常保健

» 按摩

平时可通过按压此穴来平稳血压，

达到预防高血压的效果。方法是，在高血压发作的高峰期，即每天早6～10点，下午3～5点这两个时段，左臂微微弯曲，用右手的拇指点按曲池穴50～100次，便可保持血压平稳。

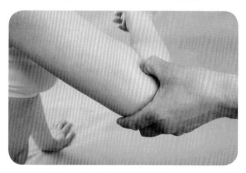

» 艾灸

宜采用温和灸。施灸时，手执艾条以点燃的一端对准曲池穴，距离皮肤1.5～3厘米处施灸，以感到施灸处温热、舒适为度。每日灸1次，每次灸3～7分钟，灸至皮肤产生红晕为止。可有效缓解肩周炎、肘关节炎、高血压病、皮肤病、流行性感冒等病症。

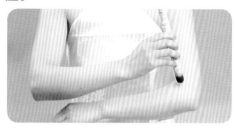

【配伍】

配太冲、大椎治高血压病；配合谷、外关等治疗感冒发热、咽喉炎、扁桃体炎；配合谷、血海等治疗荨麻疹；配十宣、大椎治高热。

血海

补血养血的降压大穴

血，受热变成的红色液体；海，大海。该穴名意指本穴为脾经所生之血的聚集之处。属足太阴脾经，是治疗血症的一个要穴，具有活血化瘀、补血养血、引血归经的作用。经常刺激本穴可改善痰湿内阻型高血压病。

【定位】

屈膝，在大腿内侧，髌底内侧端上2寸，当股四头肌内侧头的隆起处。

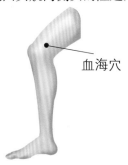

血海穴

【主治】

月经不调，崩漏，经闭，瘾疹，湿疹，丹毒。

【功效】

活血化瘀，补血养血，引血归经。

日常保健

» 按摩

用拇指端作揉法，或用拇指和食、中二指对称作提拿法，拿3～5次，

揉10～30次，这样慢慢充分加以刺激，长期坚持，可有效缓解高血压病、耳鸣、耳聋、头晕等病症。

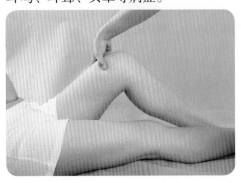

» 艾灸

手执艾条以点燃的一端对准血海穴，距离皮肤1.5～3厘米施灸，以感到施灸处温热、舒适为度。每日灸1～2次，每次灸20分钟左右，灸至皮肤产生红晕为止。可缓解治疗高血压病造成的生理不顺、小便淋涩、气逆、腹胀、便溏腹泻、体倦无力、腹痛等症。

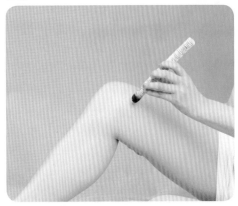

【配伍】

配三阴交治月经不调；配曲池治瘾疹。

第二节 高血压病的按摩疗法

按摩疗法的作用

疏通经络

《黄帝内经》里说："经络不通；病生于不仁，治之以按摩醪药"，说明按摩有疏通经络的作用。如按揉足三里，推脾经可增加消化液的分泌功能等，从现代医学角度来看，按摩主要是通过刺激末梢神经，促进血液、淋巴循环及组织间的代谢过程，以协调各组织、器官间的功能，使机能的新陈代谢水平有所提高。

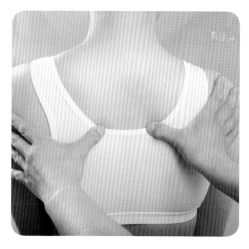

提高机体免疫能力

由于按摩能够疏通经络，使气血周流、保持机体的阴阳平衡，所以按摩后可感到肌肉放松、关节灵活，使人精神振奋，消除疲劳，对保障身体健康有重要作用。

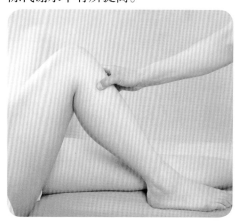

调和气血

现代医学认为，推拿手法的机械刺激，通过将机械能转化为热能的综合作用，以提高局部组织的温度，促使毛细血管扩张，改善血液和淋巴循环，使血液黏滞性减低，降低周围血管阻力，减轻心脏负担，故可防治心血管疾病。

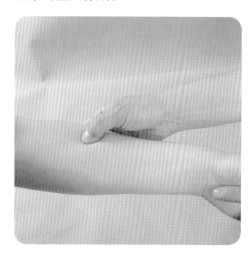

按摩的手法

按法

手法：用手指或手掌在身体某处或穴位上用力向下按压。按压的力度可浅到皮肉，深达骨骼、关节和部分内脏处。操作时按压的力量要由轻而重，使患部有一定压迫感后，持续一段时间，再慢慢放松。也可以有节律的一按一松，这种按压法在操作时一定要注意按压的强度与频率，不可过重、过急，应富有弹性。按法在施术时根据不同部位，不同疾病及不同治疗目的，可分为拇指按、中指按、拳按、掌按、肘按。此外，尚有利用按摩工具按压等。

作用：按法是一种较强刺激的手法，有镇静止痛、开通闭塞、放松肌肉的作用。指按法适用于全身各部穴位；掌按法常用于腰背及下肢部；肘按法压力最大，多用于腰背、臀部和大腿部。

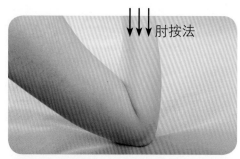

肘按法

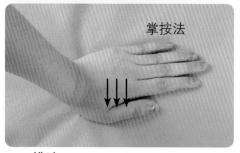

掌按法

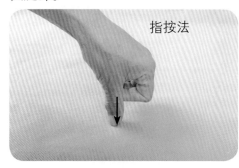

指按法

推法

手法：用指、掌、肘部等着力在人体某一个部位或穴位上做前后、上下或左右的推动。推法在应用时所用的力量须由轻而重，根据不同部位而决定用力大小。用力大时，作用达肌肉、内脏；用力小时，作用达皮下组织。一般频率 50 ~ 150 次 / 分，开始稍慢，逐渐加快。推法根据不同的部位和病情可分为拇指推、手掌推、肘尖推、拳推。

作用：具有消积导滞、解痉镇痛、消瘀散结、通经理筋的功能，可提高肌肉兴奋性，促进血液循环。

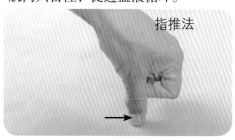

指推法

揉法

手法：用手指或手掌面在身体某个部位做回旋揉动。揉法的作用力一般不大，仅达到皮下组织，但重揉时可以作用到肌肉。频率较慢50～100次/分，一般是由轻到重再至轻。此种手法较温和，多在疼痛部位或强手法刺激后使用，也可在放松肌肉、解除局部痉挛时用。操作时手指和手掌应紧贴皮肤，与皮肤之间不能移动，而皮下的组织被揉动，幅度可逐渐扩大。根据按揉的部位不同可分为拇指揉、大鱼际揉、肘揉、掌揉，等等。

作用：本法轻柔缓和，刺激量小，适用于全身各部位，具有舒筋活络、活血化瘀、消积导滞、缓解肌痉挛、软化瘢痕的作用。

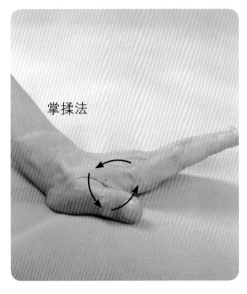

掌揉法

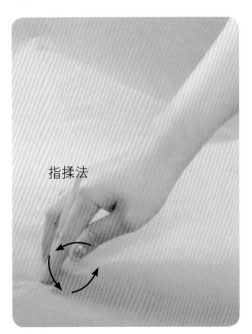

指揉法

点法

手法：用指端、屈曲之指间关节或肘尖，集中力点，作用于施术部位或穴位上，称点法。操作时要求部位准确，力量深透。

作用：具有开通闭塞、活血止痛、解除痉挛、调整脏腑功能的作用，适用于全身各部位及穴位。

按摩相关穴位可以通畅气血，疏导经络，从而达到降压的效果。

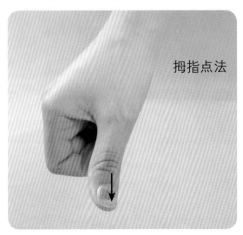

拇指点法

高血压病的主穴按摩

揉捏风池穴

【定位取穴】该穴位于项部，在枕骨之下，与风府穴相平，胸锁乳突肌与斜方肌上端之间的凹陷处。（或当后头骨下，两条大筋外缘陷窝中，相当于耳垂齐平。）

【功效】平肝息风，祛风解毒。

【按摩方法】被按摩者取坐位，按摩者站在被按摩者背后，用拇指指腹或食指、中指两指并拢，用力环行揉按风池穴，同时头部尽力向后仰，以局部出现酸、沉、重、胀感为宜。每次按揉 10 分钟，早、晚各按揉 1 次。

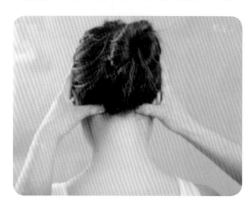

按揉百会穴

【定位取穴】该穴位于头部，头顶正中心。让患者采用正坐的姿势，可以通过两耳角直上连线中点，来简易取此穴。

【功效】醒脑开窍，安神定志，升阳举陷。

【按摩方法】被按摩者取坐位，按摩者用拇指按压百会穴约 30 秒，按顺时针方向按揉约 1 分钟，然后按逆时针方向按揉约 1 分钟，以局部出现酸、麻、胀感向头部四周放射为佳，每日 2 ~ 3 次。

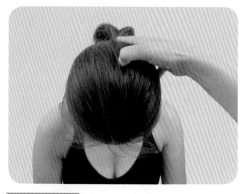

按揉曲池穴

【定位取穴】该穴位于肘横纹外侧端，屈肘时当尺泽与肱骨外上髁连线中点。取穴时，仰掌屈肘成 45°，肘关节桡侧，肘横纹头为取穴部位。

【功效】疏风清热，降低血压。

【按摩方法】按摩者一手托着按摩者的手臂，另一手拇指按顺时针方向按揉曲池穴约 2 分钟，然后按逆时针方向按揉约 2 分钟，左右手交替进行，以局部出现酸、麻、胀感为佳。

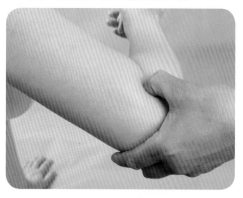

按揉阴陵泉穴

【定位取穴】该穴位于小腿内侧，当胫骨内侧髁后下方凹陷处。取穴时，坐位，用拇指沿小腿内侧骨内缘(胫骨内侧)由下往上推，至拇指抵膝关节下时，胫骨向内上弯曲之凹陷为取穴部位。

【功效】清利湿热，健脾理气，益肾调经，通经活络。

【按摩方法】被按摩者坐位或仰卧，膝盖稍弯曲，按摩者用拇指按顺时针方向按揉阴陵泉穴约2分钟，然后按逆时针方向按揉约2分钟，以局部出现酸、麻、胀感觉为佳。

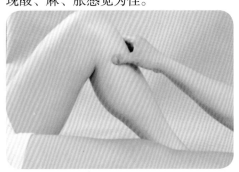

按揉三阴交穴

【定位取穴】该穴位于小腿内侧，当足内踝尖上3寸，胫骨内侧缘后方。取穴时正坐屈膝成直角，以手4指并拢，小指下边缘紧靠内踝尖上，食指上缘所在水平线在胫骨后缘的交点，为取穴部位。

【功效】健脾益血，调肝补肾，安神。

【按摩方法】被按摩者仰卧，按摩者用拇指按顺时针方向按揉三阴交穴约2分钟，然后按逆时针方向按揉约2分钟，以局部出现酸、麻、胀感觉为佳。

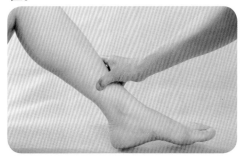

点按太冲穴

【定位取穴】该穴位于足背侧，第1、2趾跖骨连接部位中。取穴时，可采用正坐或仰卧的姿势，以手指沿拇趾、次趾夹缝向上移压，压至能感觉到动脉映手，即是太冲穴。

【功效】调节肝功能，疏泄毒素，降低血压。

【按摩方法】按摩者一手托着被按摩者的足部，另一手拇指点按太冲穴大约30秒，按顺时针方向按揉约1分钟，然后按逆时针方向按揉约1分钟，以局部出现酸、麻、胀感为佳。

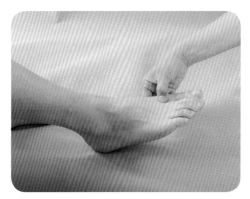

高血压病的辅助穴位按摩

按揉大椎穴

【定位取穴】该穴位于颈部下端，背部正中线上，第7颈椎棘突下凹陷中。取穴时正坐低头，可见颈背部交界处椎骨有一高突，并能随颈部左右摆动而转动的即是第7颈椎，其下为大椎穴。

【功效】清热解表，截疟止痛。

【按摩方法】被按摩者取坐位、低头，按摩者站在被按摩者背后，用大拇指按顺时针方向按揉大椎穴约2分钟，然后按逆时针方向按揉约2分钟，以局部出现酸、麻、胀感觉为佳。

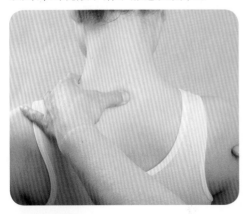

掐揉合谷穴

【定位取穴】该穴位于第1、第2掌骨间，当第2掌骨桡侧的中点处。取穴时，以一手的拇指掌面指关节横纹，放在另一手的拇、食指的指蹼缘上，屈指当拇指尖尽处为取穴部位。

【功效】镇静止痛，通经活络，清热解表。

【按摩方法】大拇指垂直往下按，做一紧一按一揉一松的按压，按压的力量要慢慢加强，频率约为每分钟30次左右，按压穴位时以出现酸、麻、胀感觉为佳。

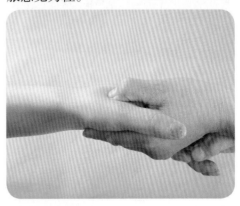

按揉阳陵泉穴

【定位取穴】该穴位于膝盖斜下方，小腿外侧之腓骨小头稍前凹陷中。

【功效】降浊除湿，疏肝理气，止痛。

【按摩方法】按摩者用拇指按顺时针方向按揉阳陵泉穴约2分钟，然后按逆时针方向按揉约2分钟，以局部出现酸、麻、胀感觉为佳。

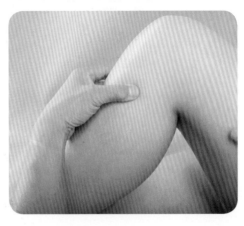

搓揉涌泉穴

【定位取穴】该穴位于足前部凹陷处第2、3趾趾缝纹头端与足跟连线的前1/3处。取穴时，可采用正坐或仰卧、跷足的姿势。

【功效】养心安神，补肾壮阳，调理脾胃。

【按摩方法】按摩者一手托着被按摩者的脚，另一手拇指从足跟通过涌泉穴搓向足尖约1分钟，然后按揉约1分钟，左右脚交替进行，以局部出现酸、麻、胀感为佳。

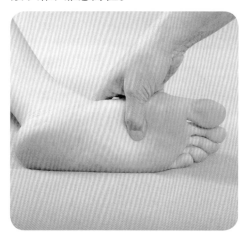

局部按摩

推擦足底：足部搁于对侧大腿，一手握住足趾部，一手以小鱼际侧推擦足底，左右交替各3～5分钟，以温热为度。有固元益肾，温经通络的功效。

梳理头部：双手十指微微张开，轻轻用力，自前而后梳理头发到枕部，大约100次。可以使头部毛孔张开，排泄邪气的同时疏通活络。

第三节 高血压病的拔罐疗法

拔罐疗法的作用

俗话说"拔拔火罐，病好一半"。拔火罐为什么能治病呢？中医认为拔罐可以开泄腠理、扶正祛邪。疾病是由致病因素引起机体阴阳的偏盛偏衰，人体气机升降失常，脏腑气血功能紊乱所致。当人体受到风、寒、暑、湿、燥、火、毒、外伤的侵袭或内伤情志后，即可导致脏腑功能失调，产生病理产物，如瘀血、气郁、痰涎、宿食、水浊、邪火等，这些病理产物又是致病因子，通过经络和腧穴走窜机体，逆乱气机，滞留脏腑，瘀阻经脉，最终导致种种病症。拔罐产生的真空负压有一种较强的吸拔之力，其吸拔力作用在经络穴位上，可将毛孔吸开并使皮肤充血，使体内的病理产物从皮肤毛孔中吸出体外，从而使经络气血得以疏通，使脏腑功能得以调整，达到防治疾病的目的。中医认为拔罐可以疏通经络，调整气血。经络有"行气血，营阴阳，濡筋骨，利关节"的生理功能，如经络不通则经气不畅，经血滞行，可出现皮、肉、筋、脉及关节失养而萎缩、不利，或血脉不荣、六腑不运等。通过拔罐对皮肤、毛孔、经络、穴位的吸拔作用，可以引导营卫之气始行输布，鼓动经脉气血，濡养脏腑组织器官，温煦皮毛，同时使

虚衰的脏腑机能得以振奋，畅通经络，调整机体的阴阳平衡，使气血得以调整，从而达到健身祛病疗疾的目的。

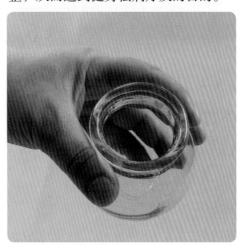

拔罐注意事项

罐的消毒，一般采用75%的酒精棉球擦拭罐口、罐体，即可起到消毒作用。消毒后的罐可以用干棉球擦干，或者自然风干后使用。

点火的方法一般选用闪火法，一手拿点火棒，一手拿罐，把点火棒的酒精棉球（酒精量不能过多，防止点燃后酒精滴下）点燃，迅速伸入罐内，大约1~3秒后拿出，另一手将火罐轻放在需要拔罐的部位。点火时不能在罐口燃烧，以免造成罐口过烫。

拔罐时，一般应选择丰满、有弹性的部位。对于皮肤过敏、皮肤破损、肌肉瘦削、毛发过多的部位应慎用，

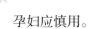

孕妇应慎用。

选择适当的体位，一般采用卧位，一经拔上，不宜移动体位，以免火罐脱落。根据不同部位，选用大小合适的罐具。先在应拔部位比试，罐口与部位吻合，方可应用。

在使用多罐时，罐具排列的距离，一般不宜太近，否则因皮肤被罐具牵拉，会产生疼痛，同时因罐互相牵扯，也不易拔牢。在走罐时，不宜在皮肤瘦薄骨突出处推拉，以免损伤皮肤，或使火罐漏气脱落。

起罐时，手法宜轻缓，右手持罐，左手拇指或食指抵住罐边肌肉，按压一下，使气漏入，吸力消失，火罐就会自然脱落，不可使劲硬拉或旋动，以免损伤皮肤。

起罐后，一般局部会出现红晕或紫绀色，这是正常现象，一般会在1星期内自行消退。如局部瘀血严重者，不宜原处再次拔罐。如留罐过长，皮肤起水泡。小的不必处理，会自行吸收，但需防止擦破；大的刺破后，用干棉球擦拭，也可以涂上些紫药水，防止感染。室内需要温暖，空气清新，拔罐时不宜吹风扇、空调以免着凉。

在相关穴位拔罐可以通畅气血，疏导经络，拔除病气，调整人体阴阳平衡，增强人体抗病能力，最后达到扶正祛邪，治疗高血压的目的。

高血压病的选穴定位

大椎：位于颈部下端，背部正中线上，第7颈椎棘突下凹陷中。取穴时正坐低头，可见颈背部交界处椎骨有一高突，并能随颈部左右摆动而转动的即是第7颈椎，其下为大椎穴。

筋缩：位于背部正中线上，第9胸椎棘突下凹陷中。

肝俞：位于背部，当第9胸椎棘突下，旁开1.5寸。由平双肩胛骨下角之椎骨（第7胸椎），往下推2个椎骨，即第9胸椎棘突下缘，旁开约2横指（食、中指）处为取穴部位。

风池：位于项部，在枕骨之下，与风府穴相平，胸锁乳突肌与斜方肌上端之间的凹陷处。（或当后头骨下，两条大筋外缘陷窝中，相当于耳垂齐平。）

曲池：位于肘横纹外侧端，屈肘时当尺泽与肱骨外上髁连线中点。取穴时，仰掌屈肘成45°，肘关节桡侧，肘横纹头为取穴部位。

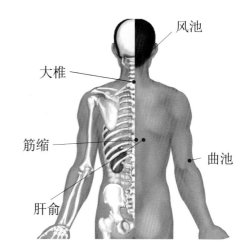

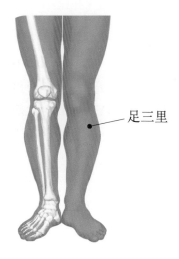

足三里

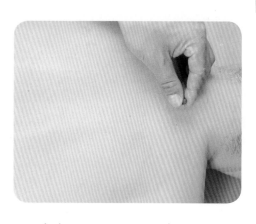

足三里：位于小腿前外侧，当犊鼻下 3 寸，距胫骨前缘 1 横指（中指）。取穴时，站位，用同侧手张开虎口围住髌骨上外缘，余 4 指向下，中指尖处为取穴部位。

高血压病的拔罐方法

方法一：

1. 采用刺络拔罐法。让患者取坐位，对曲池、风池、足三里所在部位皮肤进行消毒。施罐者要缓解患者的情绪，不可使患者精神过于紧张或激动，以免影响治疗效果和患者的健康。

2. 把罐吸拔在已消毒的穴位上，留罐 10 ~ 15 分钟，每日 1 次。可根据症状不同，配以不同穴位进行拔罐。对肝火亢盛型患者，加配太阳、风府、阳陵泉；对阴虚阳亢型患者，加配肝俞、肾俞、三阴交、太冲；对肾精不足型患者，加配血海、关元、阴陵泉、太溪、复溜。

方法二：

1. 患者取俯卧位，对大椎、肝俞、筋缩所在部位皮肤进行消毒。施罐者一定要缓解患者的紧张情绪，以免患者对针刺感到害怕。

2. 消毒后，用三棱针或皮肤针叩已消毒的穴位，以略出血为度，叩刺面积要小于罐口。建议会针灸者使用此法。

3. 迅速将罐吸拔叩刺过的穴位上，留罐 10 ~ 15 分钟。起罐后要擦干净血迹，用棉纱布包裹穴位皮肤，以免感染。这样的治疗每日或隔日 1 次。

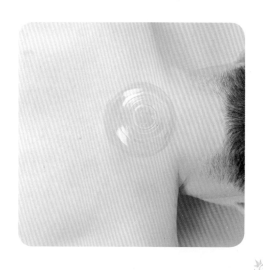

第四节 高血压病的刮痧疗法

刮痧疗法的作用

刮痧是以中医经络腧穴理论为指导，通过特制的刮痧器具和相应的手法，蘸取一定的介质，在体表进行反复刮动、摩擦，使皮肤局部出现红色粟粒状，或暗红色出血点等"出痧"变化，从而达到活血透痧的作用。还可配合针灸、拔罐、刺络放血等疗法使用，加强活血化瘀、驱邪排毒的效果。因其简、便、廉、效的特点，临床应用广泛，适合医疗及家庭保健。

刮痧的方法

面刮法

面刮法是刮痧最常用、最基本的刮拭方法。手持刮痧板，向刮拭的方向倾斜30°~60°，以45°角应用最为广泛，根据部位的需要，将刮痧板的1/2长边或整个长边接触皮肤，自上而下或从内到外均匀地向同一方向直线刮拭。面刮法适用于身体比较平坦部位的经络和穴位。

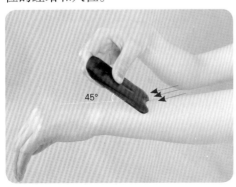

平刮法

操作方法与面刮法相似，只是刮痧板向刮拭的方向倾斜的角度小于15°，并且向下的渗透力比较大，刮拭速度缓慢。平刮法是诊断和刮拭疼痛区域的常用方法。

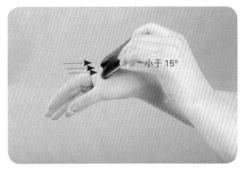

推刮法

操作方法与面刮法相似，刮痧板向刮拭的方向倾斜的角度小于45°(面部刮痧小于15°)，刮拭的按压力大于平刮法，刮拭的速度也慢于平刮法，每次刮拭的长度要短。推刮法可以发现细小的阳性反应，是诊断和刮拭疼痛区域的常用方法。

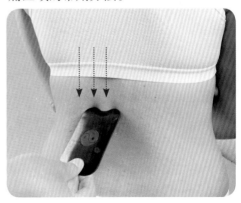

单角刮法

用刮痧板的一个角部在穴位处自上而下刮拭，刮痧板向刮拭方向倾斜45°。这种刮拭方法多用于肩部肩贞穴，胸部膻中、中府、云门穴，颈部风池穴。

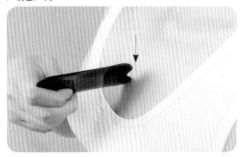

点按法

将刮痧板角部与穴位呈90°垂直，向下按压，由轻到重，逐渐加力，片刻后迅速抬起，使肌肉复原，多次重复，手法连贯。这种刮拭方法适用于无骨骼的软组织处和骨骼缝隙、凹陷部位，如人中、膝眼穴。

刮拭背部对应穴区，可以调理全身阳气，起到辅助降压的功效；刮拭手足部的相关穴区，可以调节心肾功能，有助于降低血压。无论是原发性高血压或继发性高血压，皆可照此刮痧治疗。

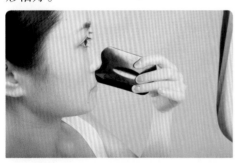

高血压病的重点刮拭部位

刮拭背部大椎穴、肺俞穴、心俞穴、长强穴

【选穴定位】大椎：位于颈部下端，背部正中线上，第7颈椎棘突下凹陷中。

肺俞：位于背部，当第3胸椎棘突下，旁开1.5寸。

心俞：位于背部，当第5胸椎棘突下，旁开1.5寸。

长强：位于尾骨尖端下，尾骨尖端与肛门连线的中点处。

【刮痧体位】可采用坐位或俯卧位，以方便刮拭为宜。

【刮拭方法】用面刮法先分段刮拭背部督脉大椎穴至长强穴，然后以疏理经气法疏通督通脉气血。再用面刮法刮拭背部双侧肺俞穴至心俞穴。

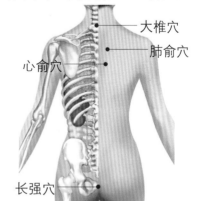

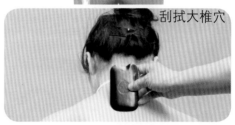

刮拭大椎穴

刮拭曲池穴、风市穴

【选穴定位】曲池：位于肘横纹外侧端，屈肘时当尺泽与肱骨外上髁连线中点。

风市：位于大腿外侧部的中线上，当腘横纹上9寸，或直立垂手时，中指尖处。

【刮痧体位】采用坐位（自己刮拭）或仰卧体位（别人刮拭），以方便刮拭为宜。

【刮拭方法】用面刮法从上向下刮拭双侧曲池穴，下肢外侧风市穴。

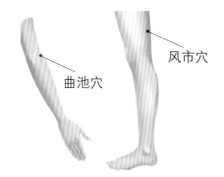

曲池穴　　风市穴

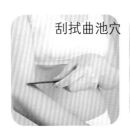

刮拭曲池穴

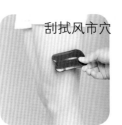

刮拭风市穴

刮拭足三里穴、太溪穴

【选穴定位】足三里：位于小腿前外侧，当犊鼻下3寸，距胫骨前缘1横指（中指）。

太溪：位于足内侧内踝后方，当内踝尖与跟腱之间的凹陷处。

【刮痧体位】采用坐位（自己刮拭）

或仰卧体位（别人刮拭），以方便刮拭为宜。

【刮拭方法】用平面按揉法按揉足三里穴，足部双侧太溪穴。

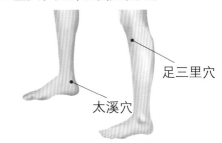

足三里穴

太溪穴

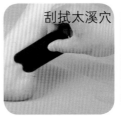

刮拭太溪穴

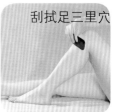

刮拭足三里穴

刮拭太冲穴

【选穴定位】太冲：位于足背侧，当第1跖骨间隙的后方凹陷处。

【刮痧体位】采用坐位（自己刮拭）或仰卧体位（别人刮拭），以方便刮拭为宜。

【刮拭方法】用垂直按揉法按揉太冲穴。

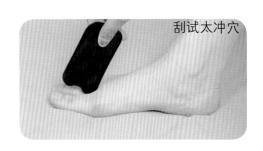

太冲穴

刮试太冲穴

第五节 高血压病的艾灸疗法

艾灸疗法的作用

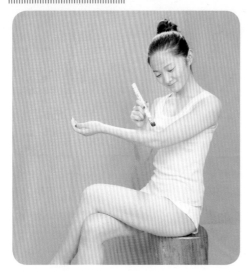

艾灸疗法的适应范围十分广泛，在中国古代是主要治疗疾病的手段。用中医的话说，它有温阳补气、祛寒止痛、补虚固脱、温经通络、消瘀散结、补中益气的作用。可以广泛用于内科、外科、妇科、儿科、五官科疾病，尤其对乳腺炎、前列腺炎、肩周炎、盆腔炎、颈椎病、糖尿病等有特效。

艾灸具有奇特养生保健的作用。用灸法预防疾病，延年益寿，在我国已有数千年的历史。《黄帝内经》"大风汗出，灸谲谵穴"，说的就是一种保健灸法。日本人须藤作等做过的灸法抗癌研究，还表明艾灸可以使皮肤组织中潜在的抗癌作用得到活化，起到治癌抗癌的作用。近年来，随着人们对艾灸疗效独特性的认识，艾灸疗法重新得到了医学界重视，现代化研究的步伐也在加快。现代的温灸疗法，并不直接接触皮肤，采用艾条悬灸、艾灸器温灸和药物温灸的方式来治疗疾病和保健养生，其疗效也大大提升。并具有使用方便，操作简单，不会烧灼皮肤产生疤痕的特点。艾灸正逐渐进入人们的生活，踏入了现代健身保健的医学舞台，成为现代防病、治病、养生保健的一颗闪耀的明星。

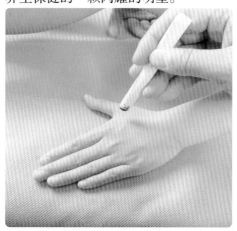

艾灸的方法

艾条温和灸

将艾条燃着的一端与施灸处的皮肤保持 1 厘米左右距离，使患者局部温热而无灼痛。每穴灸 15 分钟左右，以皮肤出现红晕为度。对昏迷或局部知觉减退者，须随时注意局部温热程度，防止灼伤。近今有各种灸疗架，可将艾条插在上面，固定施灸。这种灸法的特点是，温度较恒定和持续，对局部气血阻滞有散开的作用，主要用于病痛局部灸疗。

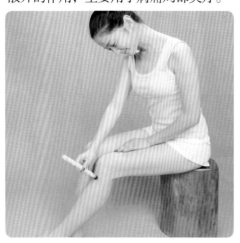

艾条雀啄灸

将艾条点燃的一端对准穴位，似鸟雀啄米状，一上一下地进行艾灸。多随呼吸的节奏进行雀啄。一般可灸15分钟左右。这种灸法的特点是，温度突凉突温，对唤起腧穴和经络的功能有较强的作用，因此适用于灸治远端的病痛和内脏疾病。

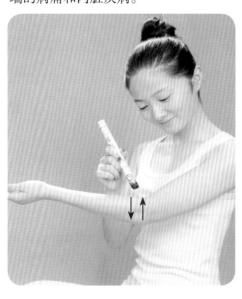

艾条回旋灸

又称熨热灸。即将点燃的艾条一端接近施灸部位，距皮肤1厘米左右，平行往复回旋施灸。一般灸20～30分钟。这种灸法的特点是，温度呈渐凉渐温互相转化，除对局部病痛的气血阻滞有消散作用外，还能对经络气血的运行起到促进作用，故对灸点远端的病痛有一定的治疗作用。

在相关穴位艾灸可以通畅气血，疏导经络，拔除病气，调整人体阴阳平衡，增强人体抗病能力，最后达到扶正祛邪，治疗高血压的目的。

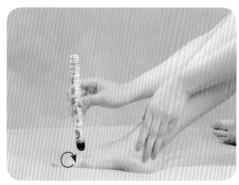

高血压病的一般施灸

灸足三里穴

【定位取穴】该穴位于外膝眼下3寸，距胫骨前嵴1横指，当胫骨前肌上。取穴时，由外膝眼向下量4横指，在腓骨与胫骨之间，由胫骨旁量1横指，该处即是。

【功效】能使纤维蛋白降解产物下降，可以改善血液黏滞度，并有扩张血管，降低血液凝聚的作用。

【施灸方法】采用温和灸法。取坐位，点燃艾条对准施灸部位，距离皮肤1.5 ~ 3厘米，以感到施灸处温热、舒适为度，灸至皮肤产生红晕为止。

【施灸时间】隔日灸1次，每次灸5 ~ 15分钟。最好在每晚临睡前灸。

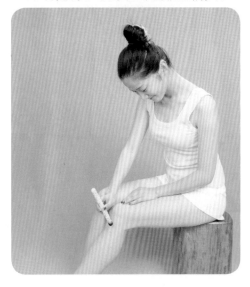

灸内关穴

【定位取穴】该穴位于前臂掌侧，当曲泽与大陵的连线上，腕横纹上2寸，掌长肌肌腱与桡侧腕屈肌肌腱之间。取穴时，患者采用正坐或仰卧，仰掌的姿势，从近手腕之横皱纹的中央，往上约两指宽的中央。

【功效】宁心安神。

【施灸方法】施灸时，手执艾条以点燃的一端对准施灸部位，距离皮肤1.5 ~ 3厘米，以感到施灸处温热、舒适为度。

【施灸时间】每日灸1次，每次灸3 ~ 15分钟。

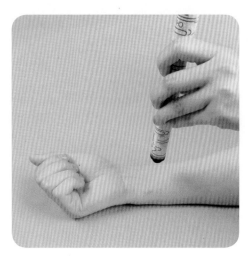

灸曲池穴

【定位取穴】该穴位于肘横纹外侧端，屈肘时当尺泽与肱骨外上髁连线中点。取穴时，仰掌屈肘成45°，肘关节桡侧，肘横纹头为取穴部位。

【功效】清热去火。

【施灸方法】宜采用温和灸。施灸时，手执艾条以点燃的一端对准施灸部位，距离皮肤1.5 ~ 3厘米处施灸，以感到施灸处温热、舒适为度。

【施灸时间】每日灸1次，每次灸3 ~ 7分钟，灸至皮肤产生红晕为止。

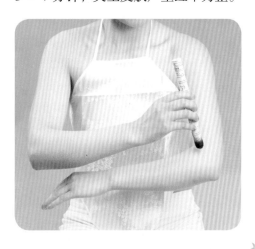

灸悬钟穴

【定位取穴】该穴位于小腿外侧，当外踝尖上 3 寸，腓骨前缘。或定于腓骨后缘与腓骨长、短肌之间凹陷处。

【功效】泄胆火，清髓热，舒筋脉，平肝息风，舒肝益肾。

【施灸方法】宜采用温和灸。施灸时，手执艾条以点燃的一端对准施灸部位，距离皮肤 1.5 ～ 3 厘米处施灸，以感到施灸处温热、舒适为度。

【施灸时间】每日灸 1 次，每次灸 3 ～ 5 分钟，灸至皮肤产生红晕为止。

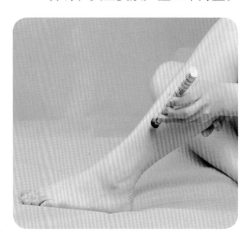

高血压病的辨症施灸

◆ 症状1：面红耳赤、烦躁易怒。

加灸太冲穴

【定位取穴】该穴位于足背侧，第 1、2 趾跖骨连接部位中。取穴时，可采用正坐或仰卧的姿势，以手指沿拇趾、次趾夹缝向上移压，压至能感觉到动脉映手，即是太冲穴。

【功效】回阳救逆，调经止淋。

【施灸方法】手执艾条，以点燃的一端对准施灸部位，距离皮肤 1.5 ～ 3 厘米施灸，以感到施灸处温热、舒适为度。

【施灸时间】每日灸 1 次，每次灸 3 ～ 5 分钟。

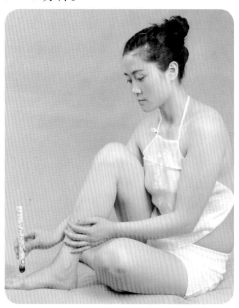

加灸行间穴

【定位取穴】行间穴位于足背侧，当第 1、2 趾间，趾蹼缘的后方赤白肉际处。

【功效】行气疏肝。

【施灸方法】手执艾条，以点燃的一端对准施灸部位，距离皮肤 1.5 ～ 3 厘米施灸，以感到施灸处温热、舒适为度。

【施灸时间】每日灸 1 次，每次灸 3 ～ 5 分钟。

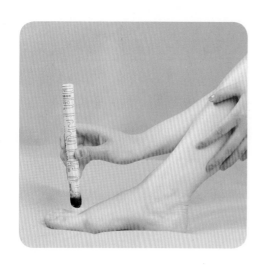

加灸肝俞穴

【定位取穴】该穴位于背部，当第9胸椎棘突下，旁开1.5寸。由平双肩胛骨下角之椎骨（第7胸椎），往下推2个椎骨，即第9胸椎棘突下缘，旁开约2横指（食、中指）处为取穴部位。

【功效】疏肝利胆，理气明目。

【施灸方法】施灸时，被施灸者俯卧，施灸者手执艾条以点燃的一端对准施灸部位，距离皮肤1.5～3厘米，以感到施灸处温热、舒适为度。

【施灸时间】每日灸1次，每次灸3～5分钟，灸至皮肤产生红晕为止。

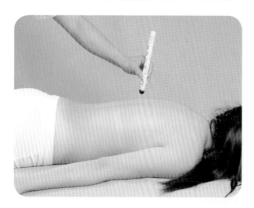

◆ 症状2：耳鸣、腰膝酸软、五心烦热。

加灸太溪穴

【定位取穴】该穴位于足内侧，内踝后方与脚跟骨筋腱之间的凹陷处。也就是说在脚的内踝与跟腱之间的凹陷处。双侧对称，也就是两个。

【功效】滋阴补肾。

【施灸方法】取坐位，施灸时，手执艾条以点燃的一端对准施灸部位，距离皮肤1.5～3厘米，以感到施灸处温热、舒适为度。

【施灸时间】每日灸1次，每次灸3～5分钟，灸至皮肤产生红晕为止。

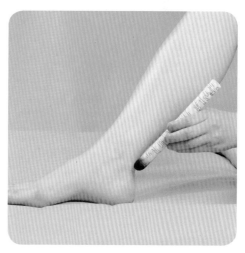

加灸三阴交穴

【定位取穴】该穴位于小腿内侧，当足内踝尖上3寸，胫骨内侧缘后方。取穴时正坐屈膝成直角，以手4指并拢，小指下边缘紧靠内踝尖上，食指上缘所在水平线在胫骨后缘的交点，为取穴部位。

【功效】滋阴降火，活血通经。

【施灸方法】施灸时，取坐位，手执艾条以点燃的一端对准施灸部位，距离皮肤 1.5 ～ 3 厘米，以感到施灸处温热、舒适为度。

【施灸时间】每日灸 1 次，每次灸 3 ～ 5 分钟，灸至皮肤产生红晕为止。

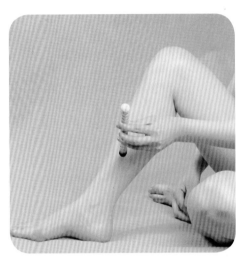

◆ 症状 3：头痛、头沉，胸胃发闷，不思饮食。

加灸内关穴

【定位取穴】该穴位于前臂掌侧，当曲泽与大陵的连线上，腕横纹上 2 寸，掌长肌肌腱与桡侧腕屈肌肌腱之间。取穴时，患者采用正坐或仰卧，仰掌的姿势，从近手腕之横皱纹的中央，往上约两指宽的中央。

【功效】宁心安神。

【施灸方法】温和灸。施灸时，手执艾条以点燃的一端对准施灸部位，距离皮肤 1.5 ～ 3 厘米，以感到施灸处温热、舒适为度。

【施灸时间】每日灸 1 次，每次灸 3 ～ 5 分钟。

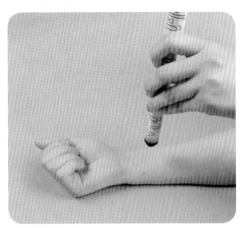

加灸丰隆穴

【定位取穴】该穴位于小腿前外侧，外踝尖上 8 寸，条口穴外，距胫骨前缘二横指（中指）。

【功效】和胃降逆。

【施灸方法】温和灸。取坐位，手执艾条以点燃的一端对准施灸部位，距离皮肤 1.5 ～ 3 厘米，以感到施灸处温热、舒适为度。

【施灸时间】每日灸 1 次，每次灸 3 ～ 5 分钟。

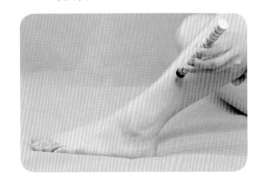

◆ 症状4：头晕、头痛。

加灸行间穴

【定位取穴】行间穴位于足背侧，当第1、2趾间，趾蹼缘的后方赤白肉际处。

【功效】行气祛火。

【施灸方法】温和灸。施灸时，取坐位，手执艾条，以点燃的一端对准施灸部位，距离皮肤1.5～3厘米施灸，以感到施灸处温热、舒适为度。

【施灸时间】每日灸1次，每次灸3～5分钟。

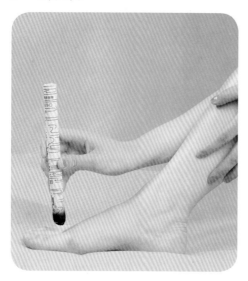

加灸阳陵泉穴

【定位取穴】该穴位于小腿外侧，当腓骨头前下方凹陷处。取穴时，坐位，屈膝成90°，膝关节外下方，腓骨小头前缘与下缘交叉处的凹陷，为取穴部位。

【功效】升清降浊。

【施灸方法】施灸时，取坐位，手执艾条，以点燃的一端对准施灸部位，距离皮肤1.5～3厘米施灸，以感到施灸处温热、舒适为度。

【施灸时间】每日灸1次，每次灸3～5分钟。

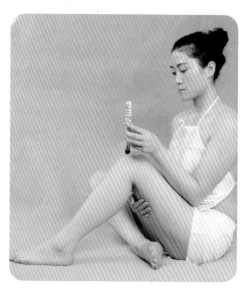

加灸太阳穴

【定位取穴】该穴位于耳郭前面，前额两侧，外眼角延长线的上方，由眉梢到耳朵之间大约1/3的地方，用手触摸最凹陷处就是太阳穴。

【功效】止痛醒脑，振奋精神。

【施灸方法】宜采用温和灸。施灸时，被施灸者取坐位，施灸者手执艾条以点燃的一端对准施灸部位，距离皮肤1.5～3厘米，以感到施灸处温热、舒适为度。

【施灸时间】每日灸1次，每次灸3～5分钟，灸至皮肤产生红晕为止。

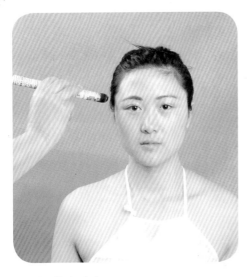

温馨小贴士

艾灸疗法对本症有较好的疗效。在预防和护理方面要注意以下几点：

1.生活规律。应强调合适的生活安排与充足的睡眠，调节日常活动的内容，生活既安定又饶有兴趣，这样就可以减少或防止老年人高血压的发生。

2.戒烟、限酒。戒烟、限酒在防止高血压的发展中也是很重要的措施之一。

3.适当锻炼。锻炼身体对血压及呼吸的调整具有一定的作用，但要根据自己的具体情况，进行恰如其分的活动锻炼，以免活动后反而促使血压升高和更不稳定。

4.注意血压。平时应定时测量血压，如有头晕、头痛或心悸不适时，更应立即测血压以免发生心脑血管意外。